**让知识成为每个人的力量**

U0248026

# 笑到最后

## 科学防治五大现代疾病

王立铭 —— 著

上海交通大学出版社
SHANGHAI JIAO TONG UNIVERSITY PRESS

本书献给我亲爱的父母——
王庚辰先生和李苏挺女士

# 前　言

感谢你打开这本书。

这本《笑到最后：科学防治五大现代疾病》，是一本关于生命和健康的书。

在这本书里，我将和你一起，用科学方法理解对现代人的健康与生命构成最严重威胁的 5 种疾病——癌症、糖尿病、抑郁症、阿尔茨海默病和超敏反应疾病，并带你从现在开始建立防控这些疾病的基本认知。

人生如逆旅，想要在漫长的征途中笑到最后、笑得最好，这本书里讲到的内容，是你一路上重要的思想和行动工具。

我想你可能会觉得好奇：生命和健康固然是我们每个人关注的问题，但为什么要单单专注于这 5 种疾病？

你看，它们身上的共同点好像不多啊。有的广为人知（比如癌症），有的对你来说也许十分陌生（比如超敏反应疾病，它主要包括各种过敏反应和自身免疫性疾病），有的在你看来非常普遍（比如糖尿病），还有的你可能觉得是特定人群才需要担心的疾病（比如抑郁症和阿尔茨海默病）。作为一个健康的普通人，你真的需要从这5种疾病出发，了解它们、学习它们并从中寻找关于生命和健康的秘密吗？

当真如此。请相信，这5种疾病可不是我随意挑选的结果。

单单看发病人数和危险程度，这5种疾病就值得我们特别关注。

这些患者数量动辄数以亿计，一个普通人一生中患上癌症、糖尿病和抑郁症的概率，更是分别超过了40%、30%和20%。全世界每年有近1000万人死于癌症，近400万人死于糖尿病及其并发症，近100万人死于自杀（而其中大多数都和抑郁症高度相关）。而阿尔茨海默病和超敏反应疾病的发病率与死亡人数相比之下似乎较低，但是它们的增速异常显眼。总的来说，这些描述意味着，在我们追求健康和长寿的道路上，或早或晚会和它们迎头相撞。

但你可能会说，那又如何呢？我只要好好照顾自己，总能远离这些疾病吧！再说了，除了这5种疾病，人生中还会遇到别的风险（比如感染性疾病、交通事故），它们同样危险，你为什么不提呢？

诚然，你说得都对。但这5种疾病值得拿出来好好讨论，更重要、也更本质的理由在于，它们代表着注定要长期威胁人类健康和生命的危险因素，可能会困扰我们每一个人、我们的子孙后代乃至整个人类世界，需要我们做好长期战斗的准备。

换句话说，不管是我们自己想要一个健康、长寿的人生，还是整个人类世界想要一个幸福的未来，这5种疾病都是绕不过去的路障，是必须直面的敌人。

为什么这么说呢？

在漫长的文明史上，人类的生命随时笼罩在各种各样的威胁之下，天灾、意外事故、传染病、营养不良、不清洁的食物和水源……在中世纪，人类的平均寿命只有 30 岁。好好活着，白头到老，曾经是人类最期盼却迟迟无法满足的愿望。而在过去的一两百年里，这一切发生了翻天覆地的改变。2016 年，全世界人均期望寿命达到了 72 岁，而这个数字在中国已经超过了 76 岁。这得益于医学以及整个科学技术的跨越式进步——疫苗、抗生素、自来水氯气消毒技术、交通信号灯和安全带的推广、更多的医疗机构、更普惠的公共卫生系统、更强大的医药研发系统。在整个人类世界的共同努力下，我们终于拥有了健康长寿的期许以及得到祝福的生命。

美国疾控中心曾经发布过一组数据，从 1900 年到 2010 年，美国的人均寿命大幅提高，核心原因是全因死亡率降低了 54%。许多百年前最常见的死亡原因，比如肺炎、结核病、消化道感染、白喉、意外事故，比例都在大幅下降，已经逐渐远离了当代美国人。

考虑到中国的社会发展水平和美国的差距，我们有足够的理由期待，类似的进步即将出现在我们身边。

但这绝不意味着我们从此可以高枕无忧了。在一片亮色之外，现代人类真正需要担心的健康风险，正在这个历史趋势中悄悄浮出水面，露出獠牙。

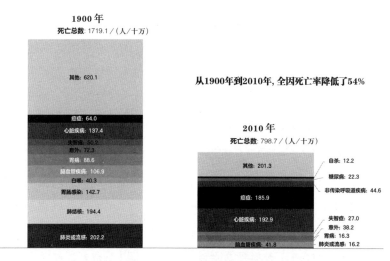

美国1900年和2010年每10万人死亡总数和十大死因

（资料来源：美国疾病控制中心）

　　仔细观察上图，你会发现有几类原因导致的死亡人数不仅没有降低，反而在快速升高，特别是癌症、糖尿病、心脏病，以及自杀。癌症、糖尿病自不必提，而糖尿病（以及"三高"）本身又是心脑血管疾病发作的罪魁祸首，自杀的主要原因则如前文所言，是严重的抑郁症发作。换言之，从某种程度上说，癌症、糖尿病和抑郁症这三个疾病样本基本概括了像美国这样的后工业化发达国家的主要健康风险。

　　除此之外，伴随着人口老龄化、现代生活方式的改变，阿尔茨海默病和超敏反应疾病也展现出了类似的猛烈增长势头，正在重现癌症、糖尿病和抑郁症的历史轨迹，会在不远的将来成为美国社会主要健康风险的一部分。

　　考虑到中美的发展水平差距，我们同样可以推测，这些问题也会在不远的未来和中国正面相遇。这五大疾病样本，也将成为对中国人健康和长寿影响最大的疾病。

　　不仅如此，这五大疾病更麻烦的问题还在于，它们无法在整体文明和个体观念的进步下自然消失，可能长期甚至永久性地困扰人类，困扰每一个追求健康、长寿和幸福生活的个体。对待它们，我们需要一种完全不同的策略和心态。

　　这是为什么呢？

　　一言以蔽之，它们都是带有现代化色彩的"错配"疾病——人类在漫长进化历史进程中形成的本能和基因，与现代生活状态形成了冲突。

　　比如癌症。学界的共识是，癌症持续高发背后的最大推手是日益增长的人均寿命。作为旁证，地球上癌症发病率最高的国家都是人均寿命排名靠前、医疗水平很高的发达国家。为何如此？

　　癌症的出现是因为人体细胞通过基因变异，获得了不受控制的分裂繁殖能力。伴随寿命增长，人体细胞分裂次数增加，出现基因突变的概率大大提高。同时，人体免疫系统功能低下，丧失了及时发现和清除这些异常细胞的能力。这样自然会大大提高癌症的发病率。也就是说，现代化带来的寿命延长和人体细胞惯常的生存周期"错配"构成了冲突。

　　糖尿病持续高发的本质，是人类"好吃懒做"的天性、本能和食物大大丰富、劳动强度大大降低的现代生活方式之间的"错配"。

这种"错配"让我们无法抵抗美食的诱惑，让我们本能地排斥体力劳动和体育锻炼的辛苦。这样一来，人体会堆积更多的脂肪，大口大口吃下的精制食品会扰乱人体的代谢调节系统，糖尿病的发生也就成了自然而然的后果。

同样的逻辑还可以解释抑郁症的日渐流行。越来越多的研究证明，可控的抑郁情绪不仅无害，反而是我们祖先在危机四伏的自然环境中作出快速决策的重要工具。可这种古老的情绪工具和今天这个信息爆炸、需要快速切换工作场景与角色的现代世界之间出现了"错配"，抑郁症因此出现。

同理，阿尔茨海默病、超敏反应疾病也都是"错配"的结果。而且，相比癌症、糖尿病、抑郁症，人们对这些疾病的理解更少，对抗它们的手段也更粗糙和幼稚。

这种进化和现代化之间的"错配"，预示着人类世界将要持续遭受这些疾病的折磨。

因此，在这本书里，我选取它们作为样本，就是希望和你一起一站式地剖析这些疾病的本质，分析人类已经在哪些地方能够对抗这些疾病、哪些地方将会取得重大突破、哪些地方仍然战况胶着。我还将和你一起探讨，从"错配"这个基础出发，我们未来对抗这些疾病可能拥有怎样的图景。为的是，找到我们每一个人、我们所有人对抗这些疾病的方法。

看到这里，我想你已经能够理解这本书关注的各种疾病和我们每个人的健康与生命是一种什么样的联系了。

笑到最后，笑得最好，是我们每个人对人生天然的期待。

但漫长进化留给人体的历史包袱，进化印迹和人类现代化进程的天然矛盾，将作为整个人类世界的背景声长期存在，将像一朵浅淡的乌云笼罩在我们的日常生活之上，将有可能会随时伴随着无可推却的命运降临到我们任何一个人体内。

而人类对这些"错配"疾病的探索、理解和由此带来的防治方法，这些闪耀着理性和科学光芒的知识，是我们对抗"错配"疾病、保卫我们生命和健康的最好武器。让我们一同探索自己的身体和那些会长期伴随我们的疾病，为自己的健康和生命一同努力。

祝每位读者，都能笑到最后！

# 目录
CONTENTS

## PART ONE
## 众病之王：癌症

CONTENTS

## PART TWO
## 慢病之王：糖尿病

CONTENTS

PART THREE
心病之王：抑郁症

CONTENTS

# PART FOUR
# 阿尔茨海默病

# PART FIVE
# 超敏反应疾病

# 众病之王：癌症

# 第一章 ————
## 从粗糙到精准

## 顶级难题：已见希望之光

在当今世界，癌症可能是整个生物学和医学领域里最有话题性和认知度的问题之一。对于癌症患者和他的亲朋好友来说，癌症更是一个关乎生命和生活、生存还是死亡的现实问题。人们叫它"众病之王"——一个全人类需要长期共同面对的顶级难题。

### 癌症是人类世界的顶级难题

癌症被称为"众病之王"的一个重要原因是，它的发病率和死亡率都非常高。

总体而言，大约 40% 的人会在一生中的某个时候得上癌症。[1]

这个数字意味着，不管你是谁，住在哪里，有多大的名声或多高的地位，你这辈子一定会和癌症产生交集——这个交集可能来自你的亲人、朋友，也可能来自你自己。

2018 年，全世界新发现的癌症患者超过 1800 万人，这一年死于癌症的接近 1000 万人。[2] 每一分钟，我们中国就有 7 个人被诊断患有癌症，有 5 个人因为癌症而离去。[3]

在过去这 100 多年里，尽管人类对癌症的认知和治疗在持续升级，但是直到今天，对很多癌症患者、特别是晚期癌症患者来说，被诊断患有癌症在很大程度上还是像收到了一份死刑缓期执行的判决书一样。在很多影视作品里，编剧想让一个角色提前退场，癌症是特别常用的借口。且不管编剧们对癌症的理解是否正确，这种编排本身就说明，在普通大众的心里，癌症有多么可怕。

不过，癌症会让人们感到非常恐惧，被看作"众病之王"，可不仅仅是因为它的发病率和死亡率高，更深层的原因，是癌症特殊的生物学本质。

癌症这类疾病的共性，是人体细胞不受控制地疯狂生长、分裂和繁殖，破坏了人体正常的生理机能，引发器官衰竭，最终导致死亡。癌症是一种"内在"的疾病，它是人体自身的细胞出现了异常。

从这个意义上看，癌症可以说是人类，甚至所有多细胞生物的宿命。

为什么这么说呢？

你可能知道，癌症是人体细胞不受控制地生长、分裂和繁殖导致的结果。可是对出现更早、即便今天仍然在地球上占据统治地位的众多单细胞生物（比如细菌）来说，不停地生长、不停地通过分裂产生后代，才是正常的状态。我们甚至可以说，单细胞生物的整个演化历史，就是持续生长分裂的历史。现在地球上能看到的所有单细胞生物，都可以追溯到几十亿年前的某一个单细胞祖先——是它持续亿万年的持续分裂和变化，产生了今天地球上难以计数的单细胞生物。

从这个角度看，细胞不断分裂、生殖才是正常的。但多细胞生物就不是这样了，它们体内的细胞会分化成两种类型。

一种叫作生殖细胞，比如人体的精子和卵子，专门负责帮助生物体产生后代。通过持续的分裂，生殖细胞成为子孙后代的一部分。因此从某种意义上说，只要多细胞生物能够繁衍后代，那么总有一些幸运的生殖细胞可以以某种形式永生不死，代代相传。

剩下的所有细胞都是另一种细胞，叫作体细胞。人体细胞的功能是帮助人体好好生存，但是当人体死亡的时候，所有的人体细胞都同时死去了。

极端点儿说，生殖细胞和体细胞的命运差别是永生和死亡。

为什么会这样呢？

从生物演化的眼光来看，生殖细胞和体细胞的功能分工有点儿像两者做的一个交易。生殖细胞专心繁殖后代，而体细胞牺牲了自己永生和繁殖后代的权利，专心致志去保护生殖细胞，让它们尽可能多地产生后代。

这场交易是双赢的。分工让多细胞生物的生存和生殖能力变得强大，于是，多细胞生物从 20 亿年前开始大量涌现，一直延续至今。但是，只要是交易，一定会有破裂的时候。而这笔交易破裂的代价，就是癌症。

虽然人体细胞放弃了永生和产生后代的权利，但是这种本能并没有消失，它仍然隐藏在每一个人体细胞的最深处，仅仅是被压制、关闭、暂停了而已。这些人体细胞如果通过基因变异，重新唤醒繁殖后代的本能，甚至出现不受控制的分裂和繁殖，它们就可能会成为癌细胞。

站在人体的角度看，人体细胞的叛变破坏了原本的分工搭配，会严重威胁人体的生存。但是反过来站在人体细胞的角度看，它们不过是重新争取自己永生和繁殖的权利而已。

从这个角度出发，癌症是人体每个细胞的本能，是多细胞生物从诞生之日起就必须付出的代价。这也正是癌症被看作顶级难题、众病之王的根本原因。

令情况变得更严峻的是，随着人均寿命的日益增长，漫长生命为人体细胞的"叛变"提供了充足的时间窗口，而免疫机能又会随着衰老而下降——癌症的出现就显得有些宿命色彩，甚至有点必然了。

## 众病之王的希望之光

即便癌症仍然是众病之王，但人类对癌症的认知和对抗已经看到了希望之光。

在过去的几十年里，人类科学对癌症现象的认知取得了几次重大的胜利，这些胜利实实在在地推动了人类对抗癌症的进展。

比如，在过去 30 年间，美国的癌症患者在确诊后 5 年的生存率提高了大约 20%，超过 200 万人的生命被挽救。[4] 再比如，一些特定的癌症（某些类型的白血病、乳腺癌和前列腺癌等）几乎接近临床治愈。

这是属于全人类的骄傲。

但是，有一个现象让我非常遗憾，那就是对于既不是科学家又不是医生的大多数普通人来说，他们对癌症生物学的理解，对癌症前沿治疗方案的理解，大概还停留在国产影视剧的层次，也就是至少二三十年前的认知层次。

很多人仍然认为癌症就是不治之症，或者至少晚期癌症就一定没有几天好活。他们不知道，人类对癌症的理解已经日益细化，不同的癌症类型可能有着完全不同的治疗效果，很多类型几乎可以被完全治愈。

也有很多人一想到癌症治疗，脑子里冒出的就是手术、化疗、放疗这些相对粗糙和痛苦的手段。他们不知道在人类对抗癌症的前沿，已经有大量的新技术、新方法在广泛推广，还有更多的研究在一点点形成突破。

此外，在很多人看来，对抗癌症就仅仅是治疗癌症。患病之后好好治疗，最好是在最短时间里把癌症消灭或者压制住。他们不知道，对众病之王的管理可能是一件需要持续终身的事情。改善生活习惯以预防癌症，提前预测和预警癌症，癌症治疗之后的长期管理，都是人们正在实现的目标。

平心而论，这些传统的想法并非完全不对，它们也是人类在对抗癌症的漫长历史中总结出来的经验性法则。但是，在过去几十年里，人类对癌症的认知已经有了重大升级，针对如何对抗癌症，人类也已经取得了重大的突破。

我把这些升级与突破总结成：从粗糙到精准，从局部到整体，从一次治疗到终身管理。

也就是说，人类开始学着正确看待自己和癌症的关系，拥有了更多对抗癌症的技术手段，人类也开始对癌症的整个生命周期进行管理。癌症这个真实世界中的顶级难题，已经在一点一点地被解决。

面对众病之王，人类已经看到了希望之光。

# 癌症手术：切得越彻底越好吗

我们先从第一次认知升级——从粗糙到精准开始，一起看看全世界的顶级天才们是怎么解决癌症这个大难题的。

## 癌症手术的疯狂比赛

目前，外科手术仍然是人类对抗癌症的重要武器。在现实中，有近一半的癌症病人会接受外科手术的治疗。特别是对早期癌症而言，手术是最常规、最主流，可能也是最有效、最便宜的治疗手段。

很多人至今还认为，既然做癌症手术，那就是切得越彻底、越全面、切除的组织越多，才越好。这是一种非常符合常理的思路。你看，癌症就是身体的某个部位长了肿块，那治疗癌症自然应该想尽办法把这个肿块彻底切除掉，不留后患。

在很长的一段时间里，医生们确实是这样治疗癌症的。

从古埃及时代开始，医生们就已经在癌症病人身上动刀子，试图直接割掉肿瘤了。到了 19 世纪，特别是在麻醉技术和消毒技术被发明之后，医生们有了更好的工作条件，能够更加仔细地研究和切除病人体内危险的肿块了。

慢慢地，医生们形成了一个共识，那就是癌症外科手术要尽可能全面和彻底，不仅要割掉明显的肿瘤，还要把肿瘤周边的身体组织尽量切得干净一些，尤其是肿瘤附近的血管和淋巴结。这种思路是相当符合常理的：癌细胞是一种自我复制繁殖非常快的细胞，只要有那么点残留也许就能兴风作浪。切得干净彻底，就是为了防止有部分癌细胞被手术刀漏掉，防止它们借助人体的循环系统转移到身体其他部位。

在这种思路的指导下，在过去的 100 多年里，西方世界的外科医生展开了一场手术技术大赛。他们比赛的目标现在看起来有点恐怖：只要患者没有死在手术台上，就尽可能多地切除肿瘤附近的身体组织，防止癌症复发。

有多恐怖呢？

我们举个真实发生过的例子吧。一直到 20 世纪中期，外科医生们仍然会用一种叫作"根治性乳房切除手术"的办法来治疗乳腺癌患者。在这种手术里，医生们除了要切掉乳房的肿瘤，还会把患者患病的乳房、胸部的大块肌肉、腋窝的淋巴组织都仔细切除。在最极端的情况下，医生们甚至连身体半边的肋骨、锁骨、胳膊都通通切除！接受这种手术之后，患者一般需要几个月才能起床，而且身体会留下永久性残疾。

那这么彻底的手术操作，效果如何呢？

很遗憾地说，也只能算差强人意。首先可想而知的是，这种激进的手术一定会误伤很多正常的人体组织，带来不必要的永久伤害。而更大的问题在于，医生们发现很多时候就算把乳腺癌患者的半边身体都扫荡一遍，仍然无法阻止癌症的转移和复发。似乎总会有一些癌细胞能够逃脱手术刀而生存下来，在短时间内卷土重来。

癌症能够复发的原因我们后文会讲。在这里，我们至少可以达成一个共识："不顾一切地切除"，既不能明显提高癌症患者的生存机会，还会给患者带来很多不必要的痛苦，是一种错误的治疗理念。

那到底怎么做手术才能提高成功率并减少患者不必要的痛苦呢？想要做到这一点，我们有两个必须解决的问题：一是切哪儿，二是怎么切。

## 癌症手术切哪儿

这个问题本身可能会让很多人感到恐慌，难道动手术的医生不知道该切哪儿吗？那我们怎么敢放心地把身体乃至生命交给他们呢？

但是事实是，很多时候他们真的不完全清楚。

在真实世界里，肿瘤可不总是光溜溜、圆滚滚的，一看就和正常身体组织很不一样。更多的时候，肿瘤组织和正常身体组织紧密交织在一起，边界模糊，犬牙交错。外科医生给癌症患者做手术的时候，往往必须依靠自己的经验和感觉下刀子。很多时候，他们真的不知道自己到底有没有把带有癌细胞的组织切除干净，也不知道自己有没有切掉太多正常的身体组织。所以，要想知道切哪儿，医生必须更精确地知道癌细胞和正常身体组织的边界在哪里。

要想找到这个边界，我们当然要先知道癌细胞、癌症组织和其他组织到底有什么不一样。

在过去几十年里，科学家们逐渐意识到癌细胞总是处在非常旺盛的生长和繁殖状态，它们的大小、形状、细胞内部的精细结构在显微镜下看起来都和正常的人体细胞很不一样。

根据这个认知，一种名叫"冰冻切片病理诊断"的方法在近几十年里被广泛应用到癌症手术当中。

这个方法简单来说就是，在外科医生切除肿瘤的手术过程中，病理医生和他配合工作并指导手术的进行。外科医生切下肿瘤以后，病理医生把切下来的肿块迅速冷冻，然后切成薄片，放在显微镜下仔细检查，根据检查结果告诉外科医生：癌细胞是比较老实地待在肿瘤内部，还是已经开始向外扩散和转移；外科医生是已经切到肿瘤的边缘，还是需要再多切一点，等等。这样一来，外科医生就能够更精确地继续切除，直至完成手术。

也就是说，对癌细胞形态特征的认知升级，能直接帮助外科手术的技术升级。

在这样一种操作流程里，病理医生的责任是非常重大的。他必须在几分钟内完成对肿块的一系列操作——冷冻、切片、用显微镜进行分析，尽可能小心地得出结论，再把指导意见反馈给外科医生。

在如此短暂的时间窗口里完成如此复杂的操作，给出如此重要的结论，可想而知，出错的可能性是不可忽视的。而且，手术能否成功，对病理医生的经验、能力、精神状态的依赖也非常大。在某些特定场合，病理医生对癌症切片分析的正确率甚至会低至七成！[5]

那么，有没有办法把这个步骤做得更精确呢？

也有。

生物学家们正在想各种办法，让癌症组织能够更准确、清晰地被标识出来，方便外科手术操作，这就是所谓"靶向手术"的概念。比如在 2010 年，美国加州大学圣迭戈分校的一群科学家就发明了一种能够专门穿透癌细胞的荧光染料，在特定波长的光线照射下，癌细胞会发出耀眼的绿色，帮助外科医生和病理医生们更清楚地看到肿瘤组织和正常身体组织的边界，以便更精确地切除肿瘤。[6]

另一个办法，就是让机器帮助人眼识别癌症组织。

最近几年，基于深度学习原理的人工智能技术开始进入癌症治疗领域。计算机通过深度学习来区分癌细胞和正常细胞，并对肿瘤切片进行快速自动图像识别和病理诊断，再告诉外科医生到底怎样做手术。

比如，2018 年，谷歌公司就发布了一项新技术，将人工智能和增强现实技术结合在同一台显微镜上，用来对肿瘤切片进行快速自动诊断。[7] 这项技术能够对肿瘤切片进行实时分析，然后自动在显微镜图片上圈出肿瘤所在的部位，帮助病理医生看到肿瘤。可以想象，这项技术如果在未来能发展得足够成熟和精确，可以直接用来指导外科医生的手术操作。

准确知道"切哪儿"了以后，外科医生是不是就可以抄起柳叶刀大显身手，癌症手术是不是就没有更多的技术问题了呢？

不是。我们还面临第二个关键问题：到底怎么切？

## 癌症手术怎么切

在传统的外科手术里，无论诊断技术多么精确，最终负责切除肿瘤的还是一把金属手术刀。这把刀从形状到材质，已经有上百年没发生过什么重大变化了。即使它再锋利、再精致，它的物理性质还是决定了切除肿瘤的手术本身是很"粗糙"的。

这是因为在做手术的时候，医生总还是得切开病人的皮肤、肌肉，甚至腹腔，才能让肿瘤暴露出来。无论肿瘤组织被标记得多么清晰，医生在切除的过程中多么小心，手术刀的刀锋都很难避免伤到正常的身体组织。而且，还有很多特定部位的肿瘤，比如脑瘤，是非常难做外科切除手术的。

那么，有没有什么办法能让手术操作本身也变得更精确呢？

有一个治疗思路很早就产生了，那就是不用手术刀，改用高强度的射线照射、杀死肿瘤组织。这就是所谓的放射线治疗，简称"放疗"。

放疗的历史很悠久。早在 20 世纪初，物理学家威廉·伦琴（Wilhelm Rontgen）发现 X 射线之后没多久，就有医生开始尝试用高强度的 X 射线照射肿瘤组织、杀死癌细胞了。著名的物理学家居里夫人，也尝试过用自己发现的放射性元素镭（它产生的主要是 α 射线和 γ 射线）来杀死肿瘤。

相比手术刀，放射线在理论上就可以工作得更加精确。因为通过调整放射性元素的用量，以及放射源和肿瘤组织的距离，我们可以精确地调节放射线的工作强度；通过调整放射源的形状和朝向，放射线照射的边界也可以精确地框定。

放射线当然不是传统意义上的手术刀，但是很多时候，它可以像隐形的手术刀一样，避免传统外科手术的伤害，直接杀死隐藏在人体内部的肿瘤。

不过，这种所谓的精确仍然有两个大问题。

第一，大多数时候，肿瘤组织是深深隐藏在人体内部的。做放疗的时候，医生只能像盲人摸象一样去猜肿瘤的大小和具体位置。这样一来，想要把"放疗"操作得精确是很困难的。

第二，虽然没有用刀子开膛破肚，但射线总是要穿透皮肤和肌肉组织，才能到达身体内部的肿瘤。射线在穿透身体组织的整个路径上都会释放能量，产生强烈的杀伤作用。也就是说，在照射深度这个问题上，"放疗"一点儿也不精确。

要解决这两个问题，同样依赖对癌症的认知水平和对抗技术的进步。

先来看前一个问题。

为了更好地描绘肿瘤的形态，现在的医生已经可以利用各种先进的成像技术，比如电子计算机断层扫描（computed tomography，CT）、功能性磁共振成像（functional magnetic resonance imaging，FMRI）、正电子断层扫描（positron emission computed tomography，PET）等方法，对病人的身体做三维立体的扫描，从而精确地描绘出肿瘤的位置、形状和大小。然后，医生再利用高强度的射线更有目标地去照射癌症组织。

我们再看后一个问题。

　　为了解决放射线沿着整个发射方向一路无差别地杀伤人体细胞的问题，在过去 20 年里，医生们已经在尝试用质子和碳原子等"重离子"来替代 X 射线照射癌症组织。和 X 射线相比，这些粒子有一个非常重要的特性，就是当它们穿透人体组织的时候，并不是一边穿透一边释放能量，而是要到十几厘米深的地方才剧烈地集中释放能量，这就是所谓的"布拉格峰"现象（Bragg Peak，指带电粒子快速在物体中前进的时候，会在即将到达目标处之前，因为离子化作用的表面积增大，将大部分能量释放的现象）。这样一来，射线穿透身体时，一路造成的损伤就小多了。

　　把这两个办法结合起来，就能大大减少放疗对身体正常组织的伤害，提高放疗的精确度。根据肿瘤的三维形态，调节放射线的位置、方向、强度，甚至是轮廓，医生就可以对隐藏在人体里的肿瘤做一个隐形、立体的手术了。

## 癌症药物：我们离完美的抗癌药还有多远

在上文中我们看到，癌症外科手术无论是在认知层面，还是在技术层面，正在取得从粗糙到精确的重大升级。但是，不管外科手术多么精确，也不能应对所有癌症患者。特别是对那些已经出现扩散和转移的晚期癌症患者，无论用手术刀，还是放射线，都很难深入全身组织去仔细寻找并杀死所有游离在外的癌细胞。癌症的转移和复发仍然是一个让人头痛的问题。

这个时候，药物就派上用场了。

从识别、杀伤单个癌细胞的角度说，药物的"精确度"是大大优于外科手术的。毕竟外科手术能对付的只是人眼可见的大块肿瘤，而药物中的化学物质可以随着人体的循环系统到达身体各处，并在一路上不断识别、杀死单个癌细胞。

这也是为什么在大多数情况下，手术治疗、放射性治疗和药物治疗总是结合在一起使用。通常，医生会用手术和放射线对抗大块肿瘤，用药物对抗侥幸逃脱的癌细胞。

因此，在对抗癌症的路上，我们还需要完美的癌症药物，实现癌症药物从粗糙向精准的升级。

## 化疗药物的诞生史

完美的癌症药物，会是什么样子呢？

"完美"这个修饰词本身可能意义不大，但是我们可以从逻辑上做一个很简单的猜测。它应该符合这样的标准：绝对有效——能够杀死身体内所有癌细胞；绝对安全——不会威胁到任何正常的人体细胞。

当然，在真实世界中，如此完美的抗癌药物并不存在，但是这种分析至少指明了癌症药物的开发方向：在尽量保证安全的情况下，让药物尽可能有效。

要想找到这样的药物，我们得先知道癌细胞和正常人体细胞之间到底存在哪些生物学区别，然后利用这些区别开发出更精确——更好地杀伤前者而不是后者——的癌症药物了。

这场对癌细胞生物学性质的认知升级开始于 20 世纪中期。科学家挖掘出了癌细胞的第一大特征，也是最明显的特征，那就是疯狂的分裂繁殖。

特别是在 1953 年，著名的 DNA 双螺旋结构被发现以后，科学家们马上想到，癌细胞想要拼命地分裂繁殖，当然需要不断地复制自己的遗传物质 DNA，完成细胞分裂，让一个细胞变成两个后代细胞，然后不断重复这样的复制和分裂。因此，癌细胞相比正常人体细胞有一个显著的特点，就是它内部制造 DNA 原材料、复制DNA、进行细胞分裂的功能非常活跃。

相应地，科学家们就想到，如果有一种化学物质能够破坏

DNA 复制和细胞分裂过程中的任何一个步骤，这种化学物质就有可能比较专一地杀伤癌细胞、对抗癌症。

在这个思路的指导下，从 20 世纪 50 年代到 80 年代，陆续出现了一大批这样的药物。它们当中，有的可以破坏 DNA 原材料的合成，比如治疗白血病的药物甲氨蝶呤（methotrexate）；有的可以阻止 DNA 的自我复制，比如顺铂（cisplatin）；有的可以破坏细胞分裂的过程，比如紫杉醇（taxol）和长春碱（vinblastine）。

这些药物确实非常管用，直到现在仍然是人类对抗癌症的一线药物。当我们说到癌症化疗的时候，多半指的就是这些药物。

你可以看到，这些药物之所以能被开发出来，直接受益于人类对癌细胞生长繁殖的底层生物学机制的理解，特别是对 DNA 复制过程的理解。这是癌症药物史上的一次革命。

但这一次革命还很不彻底，远不够精确。

为什么呢？

从上面的讨论你就能明白，这些药物与其说是专门杀死癌细胞的，不如说是专门杀死人体中所有分裂繁殖程度都很旺盛的细胞的——这其中当然包括了癌细胞。可人体里除了癌细胞，还有不少正常细胞也是需要持续分裂繁殖的。这些正常的人体细胞也需要持续地制造 DNA，持续地完成 DNA 的自我复制和细胞分裂，比如负责长头发的细胞、口腔黏膜细胞、肝脏细胞、骨髓干细胞等。可想而知，在使用化疗药物的时候，这些正常细胞也会遭受药物的杀伤。这也是为什么化疗经常会产生非常严重的副作用的原因。

## 更精准的靶向药物

要想开发出更完美的药物，我们还需要更深入地理解癌细胞的生物学特性。

那么，除了持续分裂繁殖之外，癌细胞和正常人体细胞还有没有什么更本质的区别？

答案是有的。

一种名叫甲磺酸伊马替尼（商品名"格列卫/Glivec"）的药物产生了。它的出现在癌症治疗史上具有里程碑意义。提醒一句，它也是前两年大热的国产影片《我不是药神》中真正的主角。

20 世纪 60 年代，在美国费城工作的科学家彼得·诺威尔（Peter Nowell）发现，在白血病人的体内，或者更准确地说是患上"慢性粒细胞白血病"的患者体内，癌细胞出现了一个和其他正常人体细胞完全不同的特征。

这些细胞里的遗传物质 DNA 发生了一次在显微镜下清晰可见的结构重组：人体第 22 号染色体上的一段，被错误地嫁接到了第 9 号染色体的尾巴上。因为诺威尔的重要发现，这个标志性的染色体结构变异后来被叫作"费城染色体"。

既然这个染色体结构变异只有癌细胞才有，正常细胞完全没有，那它当然就代表了这一类癌细胞的一个非常精确的特征。

之后，科学家们进一步发现，这种染色体结构变异的结果，是把人体细胞中两个风马牛不相及的基因 *ABL* 和 *BCR* 拼接融合到了一起，结果在细胞内产生了一个名叫 *BCR-ABL* 的全新基因。

这个全新的基因指导生产了一个同名的全新杂种蛋白。而这个全新的蛋白质引起血液细胞疯狂地分裂繁殖，从而导致白血病。换句话说，BCR-ABL 这个蛋白，不仅是这一类癌细胞的精确特征，还是这类癌症的直接发病原因。

这个特征太精准了，它完美地区分了人体中的正常细胞和癌细胞。显然，如果能利用它开发药物，我们就能得到梦寐以求的完美抗癌药。

在费城染色体被发现 40 多年后，这个梦想真正实现了。

在 20 世纪 90 年代末，瑞士诺华公司的科学家开发出了一种化学物质，能够专门和这个杂种蛋白结合，关闭它的功能，从而压制癌细胞的生长。与此同时，这种化学物质几乎只针对 BCR-ABL 杂种蛋白开火。这样一来，它对正常细胞的干扰就变得非常之小。因此，这种全新的药物——癌症历史上鼎鼎大名的格列卫，不仅非常有效，副作用还比传统化疗药物小得多。

格列卫仅凭一己之力，就把慢性粒细胞白血病患者的 5 年生存率从不到 30% 提高到 90%，[8] 并且在很大程度上让这些患者过上了正常人的生活。

格列卫的出现，宣告了癌症药物的开发真正在从粗糙迈向精准。

你看，只要能在生物学层面找到癌细胞和正常人体细胞之间存在的本质性差别，科学家就有可能开发出能精确识别并杀死癌细胞的药物，提高治疗效率，降低副作用。基于这样的思路开发出来的药物，也被很形象地称为"靶向药物"。在今天的癌症治疗市场上，靶向药物获得了越来越多的关注和应用。如今全世界每年新批准上市的抗癌新药中，有一大半都是靶向药物。

## 对癌症的持续"追杀"

那是不是只要能开发出越来越多的癌症靶向药物，我们就可以慢慢实现对各种癌症的围剿，就可以高枕无忧了呢？其实还差了点儿。

药物固然比手术刀精确，能够找到并杀伤更多的癌症细胞。但请注意，天底下没有不漏风的网，总有一些癌细胞可能会逃脱，在人体的某个地方悄悄地躲藏起来。

由于癌细胞具有疯狂分裂繁殖的特性，如果一种药物没有把癌细胞一次性全部杀光，漏网的癌细胞就有可能在很短的时间里反复繁殖和变异，产生出全新的后代，逃脱这种药物的压制。

与此同时，漏网的癌细胞还可能有惊人的学习能力，它们能根据药物的情况快速调整自己的生存状态。比如，学会把药物挡在细胞门外，或者学会绕过药物的作用继续生存。

这样一来，肿瘤的耐药性就出现了。从生物学本质上看，癌细胞的耐药性和细菌的抗药性是同一回事，都是细胞通过 DNA 变异或者主动适应和学习，获得了抵抗药物、逃脱药物杀伤的能力。

那怎么办呢？有一个解决思路就是，把癌症追杀进行到底。

假设一个靶向药物杀死了 99% 的癌细胞，但是留下了 1% 的耐药癌细胞，而这些耐药细胞有可能会在短时间内重新繁殖大批后代。那我们就再去搞清楚这些耐药的癌细胞带有什么全新的生物学特征。根据这些新特征开发一种新的靶向药物，专门杀死这剩下的1%的耐药癌细胞。

伴随着癌细胞的持续变化，这个过程还可以反复进行。

在这里我想分享一个非常精彩的案例，是针对一类特殊的癌症——非小细胞肺癌——进行的药物开发。

和白血病的例子类似，肺癌患者体内的癌细胞也出现了各种各样的 DNA 变异，这些变异让细胞有了疯狂生长和繁殖的能力。比如，在相当一部分患者体内，一个名叫 *EGFR*（epidermal growth factor receptor）的基因就发生了基因突变，产生了一个非常活跃的突变蛋白，让细胞开始恶性繁殖。

2002 年，一种名叫易瑞沙（Iressa，化学名"吉非替尼"）的药物上市了。和格列卫一样，它也是一种癌症靶向药物，能够专门结合这个发生了突变的 EGFR 蛋白，起到精确杀死癌细胞的作用。

但是，易瑞沙的效果没有格列卫那么惊人。虽然很多患者在用药之后，肺癌确实得到了控制，但是几乎全部患者在几个月到几年之后就会出现耐药和复发的现象。换句话说，患者体内出现了大量能够抵抗易瑞沙杀伤力的癌细胞。

这个时候，癌症药物的开发就需要继续精确地进行下去。比如，我们可以去分析，这些癌细胞为什么能对易瑞沙产生耐药性？

科学家们发现，在大约一半病人的癌细胞内，基因 *EGFR* 出现了新的突变。这个新的基因突变让基因 *EGFR* 继续推动癌细胞的繁殖，同时成功逃脱易瑞沙的追踪。

　　找到这个特征之后，科学家们就可以开发全新的药物，精确地打击这种逃脱了第一轮追杀的癌细胞。

　　2015 年，一种能够抑制 *EGFR* 的新药物泰瑞沙（Tagrisso，化学名"奥希替尼"）上市了。它可以轻易识别和结合出现了新一轮突变的 EGFR 蛋白，重新抑制癌细胞的生长。也就是说，人类开发出了对癌症进行第二轮精确打击的药物，可以重新获得对癌细胞的控制。

　　从理论上说，这样的工作可以反复持续地进行。只要人类科学和医学的进展跟得上，一种种靶向药物或者不同靶向药物的排列组合，就可以像追杀逃犯一样，不间断地精确识别逃脱了上一轮打击的癌细胞。只要人类的生物学进步程度足够大，药物开发的节奏足够快，这些层出不穷的药物甚至能把癌症变成一种慢性疾病。

　　当然，对于大多数癌症类型来说，这种场景远未出现。但是根据上面的讨论，至少可以说我们是有希望做到的。实际上在前列腺癌的治疗过程中，几代抗癌药物的连续使用，已经足以保障患者可以和健康人活得一样长。[9] 考虑到癌细胞逃脱药物追杀、导致癌症复发的机制可能遵循了一定的普适规律，未来，这样的场景还会出现在越来越多的癌症类型当中，应用于越来越多的癌症患者身上。

# 药物投送系统：怎么精准地找到杀伤目标

除了外科手术和癌症药物，在治疗癌症方面，还有个大多数人比较陌生的领域——药物的投送系统，它也需要完成从粗糙到精准的重大升级。

什么是药物投送系统呢？

打个比方。癌症药物就像是爆炸力强悍的炸药，一旦找到癌细胞并在癌细胞附近爆炸，就能起到杀伤作用。但是炸药自己没长脚，需要用工具投送到目标附近才行。这种工具，在武器领域就是大炮、轰炸机和精确制导的导弹，在生物医学领域就是药物投送系统。

## 低效的药物投送系统

药物投送系统这个名词虽然看起来很陌生，但它的历史非常悠久。把药片口服下去，把液体药物注射到人体的肌肉或者血管里，都是古老的药物投送系统。

但这样的药物投送系统非常粗糙。以癌症为例，癌症往往发生在身体某个局部位置，比如肺癌就是肺部产生了肿瘤，直肠癌就是直肠的部位产生了肿瘤。但是口服药物里的化学物质需要通过食道、胃、小肠，被人体的消化系统磨碎、消化，才会被身体吸收。然后，它们还需要在血管里经过漫长的运输才能接近患病的部位。就算是通过血管直接给药，绕过了消化系统的折腾，药物分子仍然少不了要顺着全身血管漫无目的地到处扩散。

这种撒胡椒面似的给药方式，可想而知效率是非常低的。患者往往要吃下或者注射大量的药物，才能指望在癌症局部达到足够的药物剂量。对于某些特别封闭的身体器官，比如大脑，就算吃下或注射了大量药物，真正能在患处发挥作用的药物也非常少。而且请注意，药物可不能无限制地多吃或者多注射，如果进入人体的药物分子太多，它们完全可能在身体的正常部位达到很高的浓度，从而误伤正常的人体细胞。

这就有点儿像第二次世界大战时期用轰炸机投送炸弹，炸弹本身的威力可能足够了，但是因为扔炸弹的准头很差，所以经常需要派大量的飞机才能炸到真正想破坏的军事目标，同时一定会误伤到很多无关的民用目标。

在战争领域，就是因为这个原因，能够精确投放炸药的导弹被发明了出来，并且在过去二三十年的局部战争中被广泛应用。

那么，在癌症领域，能不能制造出像导弹一样精确的药物投送系统呢？

要解决这个难题，仍然需要我们在原理上深刻理解癌症，特别是理解癌症和正常身体组织的区别，然后利用这些区别，开发出能够聚集于癌症组织的药物投送系统。

## 被动的药物投送系统

在 20 世纪八九十年代，科学家们找到了第一个可以利用的差别：癌症组织周围的血管系统与正常身体组织周围的不同。

人体的血管系统，是一个由上千亿根血管组成的、接近 10 万千米总长度的超级工程。然而，在这样一个规模宏大的工程里，却有着不折不扣的"豆腐渣"工程——癌细胞周围的血管。

这是怎么回事呢？

我们知道，血管担负着为身体各个器官传送氧气、运输营养、排泄废物的职责。人体的所有器官和组织周围都缠绕着密密麻麻的血管，肿瘤组织当然也不例外。而且，肿瘤组织中癌细胞的生长繁殖非常旺盛，它们对氧气和营养的需求特别高。肿瘤在生长的时候，同时会释放一些促进血管生长的信号，让更多血管延伸到肿瘤里去，帮自己运输养分和氧气、排泄废物。

但是请注意，这些新血管长得太快、太多了，质量就不怎么好。血管壁上面的缝隙很大，有很多洞，血管里的东西很容易发生局部泄漏，并且留存在"豆腐渣"工程附近。

这个"豆腐渣"特性被科学家们敏锐地抓住了。他们给这个特性起了个名字，叫作"增强型渗透和滞留效应"，也叫 EPR 效应（enhanced permeability and retention effect）。

这个效应还有个很特别的地方。科学家们发现，尺寸在一两百纳米范围内的微型颗粒的 EPR 效应最明显。这些颗粒在正常的、质量好的血管里不会发生泄漏，只会在肿瘤附近的豆腐渣血管里发生泄漏和滞留。相比之下，如果颗粒尺寸更大一些，就算是肿瘤附近也泄露不出来；而颗粒太小的话，它们可以轻而易举地穿透各种类型的血管。

所以，如果把癌症药物精确地装配在一两百纳米尺寸的微型颗粒内部，就能让它们只在肿瘤附近的血管泄漏出来，更精确地把药物投送到肿瘤附近。这就是近 20 年始终处于癌症研究前沿的纳米药物的概念。

1995 年，第一个癌症纳米药物多喜（Doxil，化学名"盐酸多柔比星脂质体"）在得到美国食品及药物管理局（FDA）批准后上市。在之后的 20 多年里，先后有几十个癌症纳米药物上市或者进入临床试验。它们的基本原理都是利用肿瘤血管"豆腐渣"的特点，来精确地找到癌细胞。

这样一来，我们是不是已经研究出导弹级别的药物投送系统了呢？

不好意思，还差得远呢！

做个类比的话，相比导弹，纳米药物的投送精确度最多就是炮弹的水平。虽然能朝某一个方向打，但是能不能打得准就不好说了。

这主要的原因是，纳米药物投送系统的原理是被动的。

纳米药物并不是自己主动找到肿瘤，而是因为肿瘤附近的血管有很多漏洞才被动地被泄漏进去的。有研究证明，只有不到 1% 的纳米药物能被聚集在肿瘤附近。[10] 尽管这个数字已经比常规的药物高 5~10 倍，但是仍然有 99% 的纳米药物被浪费掉了。在整个药物投送的过程里，这些药物仍然可能误伤身体其他正常的组织和器官。

所以，想要让癌症药物的投送更加精确，我们需要找到癌细胞和其他组织之间更大的差异。甚至，最好能让癌症药物主动搜索肿瘤。

## 导弹式的药物投送系统

那如何让药物具备主动搜索肿瘤的功能呢？

我们不如联想下格列卫、易瑞沙这样的靶向药物——它们是根据癌细胞特有的基因变异，有的放矢地被开发出来的。我们是不是可以根据同样的思路，利用这种基因差异，设计出能精确识别癌细胞的药物投送系统呢？

2013 年，美国基因泰克公司（Genentech）的一个乳腺癌药物赫赛莱（Kadcyla，化学名恩美曲妥珠单抗）上市了。这种药物是由两个部分拼接而成的：一部分类似炸药，是一种能够杀死癌细胞的化学物质；另一部分类似导弹的制导系统，是负责精确投送药物的。

这种复合药物的研发，依赖于人们对乳腺癌更深的认知。

有研究发现，因为基因变异，乳腺癌细胞的表面会出现一种特殊的蛋白质——HER-2（human epidermal growth factor receptor 2）。这种蛋白质和 EGFR 有点像，都能帮助癌细胞快速生长和繁殖。当然，和 EGFR 一样，HER-2 同时为人类提供了一个精确识别乳腺癌细胞的标志。

赫赛莱上带有一个抗体分子，它的形状有点像一把叉子，能够精确识别 HER-2 蛋白，和它紧紧结合在一起。在这个制导系统的引导下，赫赛莱就可以非常精确地把能够杀死癌细胞的化学物质主动投送到乳腺癌细胞上。

在这一类药物内部，一个负责精确制导的抗体分子和一个负责杀伤细胞的药物分子被结合起来，因此，它们有一个恰如其分的名字，叫作"抗体偶联药物"。在过去几年，先后有几种抗体偶联药物上市，还有更多的在研究当中。

抛开技术细节，这一类药物的逻辑是高度相似的，都是把负责精确投放药物的分子和负责杀伤细胞的分子连接在一起。

再往深层想想，这个逻辑其实还有更广阔的应用空间。比如，如果把识别 HER-2 的抗体换成识别其他蛋白质的抗体，也许同样的分子炸药就能被投送到其他种类的癌细胞上去；如果把负责精确识别的抗体分子连接在上述纳米药物的颗粒上，是不是也能把整个纳米颗粒都精确投送到癌细胞上呢？

到此，可以说在原理上，人类已经能够主动设计一套导弹级别的药物投送系统了。


## 天然精准的药物投送系统

为了让药物投送系统更精确，科学家先是利用纳米颗粒进行被动投送，然后利用抗体分子进行主动投送，在精确性上取得了很大的进步。但是，药物投送系统的升级还远没有完成，因为有一套天然存在的精确投送系统还在等待我们去更深入地挖掘和利用。

它就是病毒。

病毒和药物投送这两个概念怎么会联系到一起呢？病毒可是会引发疾病的呀！比如，流感病毒会导致流感，人类免疫缺陷病毒（human immunodeficiency virus，HIV）能导致艾滋病，乙型肝炎病毒（hepatitis B virus，HBV）能导致慢性乙肝，等等。甚至某些癌症本身都和病毒入侵有很大关系，比如大多数女性的宫颈癌是由于人类乳头瘤病毒（human papilloma virus，HPV）的感染引起的。

然而你很可能不知道，绝大多数病毒之所以能够导致疾病，很大程度上恰恰是因为它们拥有精确到极致的细胞识别能力。比如，流感病毒只会识别人体的呼吸道上皮细胞，乙肝病毒只会识别人体的肝脏细胞，它们在找到这些细胞之后，就会进入细胞内部兴风作浪，但是对其他细胞全都不感兴趣。

这种精确识别背后的原理实际上和前文讨论的抗体差不多：病毒也像抗体分子一样，能精确识别并结合特定细胞表面的特定蛋白质分子，用这种手段为自己指路。所以，病毒是天然存在的一种精确投送系统，而且在亿万年进化的锤炼下，其精确度可能超过人类世界发明出来的所有人工系统。

除了精确之外，病毒颗粒还有一个巨大的优势，那就是它的尺寸很大，直径可以达到几百至几千纳米，内部有很大的空间可以装东西，这为装载更多"弹药"提供了可行性。

如果能在病毒颗粒里装上杀死癌细胞的化学药物，是不是就可以实现癌症药物的终极精确投送呢?

2014 年, 美国梅奥医学中心 (Mayo Clinic) 的医生就尝试过这个思路。他们给一位 49 岁的晚期骨髓瘤患者大剂量注射了一种经过改造的麻疹病毒, 这些病毒精确地识别并杀死了患者的癌细胞, 成功控制了她的病情。[11]

循着类似的思路, 全世界很多研究机构都在尝试将更多种类的病毒投送到更多种类的癌症上。

虽然用病毒做药物投送系统的思路看起来非常完美, 但要真正实现, 还需要克服很多技术障碍。比如, 怎么保证被用作投送系统的病毒本身是无毒无害的呢 (要知道, 它们大多时候确实有害)? 怎么通过改造病毒, 能让它区分癌细胞和正常细胞呢 (要知道, 它们在天然状态下只能区分不同组织的细胞, 无法区分癌细胞和正常细胞)? 怎么保证病毒进入人体之后不会引起免疫系统的过激反应呢 (要知道, 人体的免疫系统天生就是干这事儿的)?

不过, 在我看来, 这些技术问题总是可以得到解决的。只要我们能更好地理解病毒和癌细胞的生物学特性, 就一定有希望设计出终极的药物精确投放系统, 制造出投送系统中的"超级导弹"。

# 第二章 ———
## 从外力到内力

## 肿瘤和血管：如何破坏癌症的支持系统

按照从粗糙到精准的思路，人类对癌症这个顶级难题取得了辉煌的胜利，不断开发出更精确的肿瘤切除技术、更好的抗癌药物和更高效的药物投送系统。

但是你有没有留意过一个问题：这些对抗癌细胞的所有方法，思路其实是一样的。它们都是把癌细胞当成身体里发生了异常的怪胎，需要去仔细寻找它们和正常人体细胞到底哪里不一样；然后依据特殊的位置、形态或者基因特征，开发出更精确的治疗手段，去识别和杀死癌细胞。

这种治疗癌症的方式当然很管用。前文介绍得很清楚，这种方式已经取得了一系列重大的成就。但是，如果人类只用这一种思路对抗癌症，就会有很大的局限性。我们不妨试着打开思路，看能不能换个角度来解决癌症这个难题。

## 癌和人体系统的"相爱相杀"

我们先来思考一下，从粗糙到精确的这个思路，到底有什么局限呢？

简单地说，利用差异性来消灭癌细胞，其实是把人体系统简单地切分成截然对立的两个成分——癌细胞和正常细胞，然后杀伤前者，保护后者。

可癌细胞真的是人体中特立独行的存在吗？

答案是否定的。癌细胞、癌症组织和正常的人体细胞、整个人体系统之间，存在着千丝万缕的联系。它们固然相互对抗，但是也相伴而生，共享整个人体系统的资源和环境。如果我们能提升一个层次，站在整个人体系统的角度去审视癌细胞，说不定就能从它们和人体系统的各种隐秘关系中，挖掘出对抗癌症的新思路。

那么，癌细胞和人体系统之间到底存在什么关系呢？从概念上说，至少存在两种特别重要的关系。

第一种关系，获得支持。

任何人体细胞都无法在孤立的环境中生长，它们总是需要得到人体大系统的支持。比如，需要获得充足的氧气和营养供应，产生的废物能够被及时清理，细胞所处的微环境要足够友好，能支持它们的生存和繁殖，等等。

癌细胞当然也一样。从诞生、生长、分裂、繁殖到死亡的整个周期里，癌细胞都需要来自周围环境的支持。而且，由于癌细胞的生长繁殖程度比正常人体细胞更加旺盛，它们对人体系统支持的要求可能会更特别，甚至更苛刻。

第二种关系，逃避追杀。

人体有着非常发达的免疫系统。这套系统除了能够识别并且杀伤外来的细菌、病毒之外，还能识别人体中产生的异常细胞，并把它们迅速杀死。因此，癌细胞要想在人体中自由繁殖，还得能逃避人体免疫系统的识别和追杀。

有人估算过，由于难以避免的基因变异，人体中每天都会产生成百上千个具备快速生长和繁殖能力的癌细胞。但是，它们中的绝大多数都会在第一时间被人体的免疫系统发现并杀死，根本不会发展成癌症。

而反过来，这个现象本身就意味着，那些最终发展成癌症的癌细胞，肯定是通过某个方式逃避了免疫系统的追杀。

因此，站在整个人体的角度看，癌细胞和人体系统之间有着"相爱相杀"的关系：癌细胞一方面需要从人体系统中获得支持，另一方面需要逃避人体系统的追杀。

由此，我们马上可以想到两个对抗癌症的思路。

一个是，既然癌细胞的生长繁殖需要人体系统的支持，那么，切断人体对癌症的支持系统，是不是就可以釜底抽薪地杀死肿瘤呢？

另一个是，既然癌细胞能逃脱免疫系统的追杀，那么，重新激活人体的免疫系统，让它们恢复对癌细胞的识别和杀伤能力，是不是也可以杀死肿瘤呢？

## 癌细胞获得人体支持的三个阶段

如果沿着第一种思路深入下去的话，我们得先了解癌细胞是如何获取人体系统支持的。

总体来说，这个过程可以分为三个阶段。

第一个阶段，癌细胞的疯狂分裂繁殖需要得到人体系统的批准放行。

在人体这样复杂的多细胞生物体内，细胞、组织、器官都需要按照非常精密的秩序组织起来。因此，每一个细胞的分裂繁殖都是受到严格控制的，癌细胞也不例外。虽然癌细胞通过基因突变获得了不受控制的分裂和繁殖能力，但它们还是需要得到人体的批准。

具体来说，人体环境里始终存在一些生物信号，比如各种各样的"生长因子"（growth factor）蛋白，它们能够给细胞的分裂繁殖"开绿灯"。这些绿灯信号本来是为了正常人体细胞的更新换代而存在的，没想到被癌细胞钻了空子。癌细胞能够直接借用这些开绿灯的信号，让自己不断分裂繁殖。有些时候，它们甚至能够偷偷改造自己周围的细胞，让它们专门多生产、多分泌一些生长因子蛋白，帮助自己分裂繁殖。

第二个阶段，肿瘤的快速生长需要人体血管系统的支持。

单个癌细胞的生长就需要大量的养料和氧气供应，随着癌细胞越来越多，当肿瘤的尺寸到达肉眼可见的毫米级别的时候，周围现成的养料和氧气就不够用了。这个时候，癌细胞就要采用新的方式从人体获取支持。

早在 20 世纪初，就有不少实验室观察到一个现象，快速生长的肿瘤内部总是能看到密密麻麻的毛细血管。如果切断这些血管的血液供应，肿瘤的生长速度就会变得非常慢。

基于这些早期研究，在 20 世纪 70 年代，哈佛大学的科学家犹大·福克曼（Judah Folkman）提出了一个假说：癌细胞可能会主动释放促进血管生长的信号分子，让血管快速生长到肿瘤的周围和内部，运输更多的养料给癌细胞。[1]

之后的二三十年里，科学家们真的陆续从癌细胞中提取出几种能够促进血管形成的信号分子。特别是在 1989 年，美国基因泰克公司的科学家从癌细胞分泌的物质里提取出一种名叫"血管内皮生长因子"（vascular endothelial growth factor，VEGF）的信号分子。这种信号分子的功能有点像一个广播电台，它会持续地发出广播，告诉周围的血管朝自己的方向快速生长。[2]

这种信号分子本来对人体血管系统的正常生长发育是非常重要的，但肿瘤借用了这种信号，让更多的血管进入自己内部，为自己提供养料和氧气。

第三个阶段，癌症的转移和扩散也需要人体系统的支持。

在癌症发展的晚期，疯狂生长的癌细胞会突破肿瘤的物理边界向外扩散，甚至通过人体的循环系统转移到其他器官上继续生长。这就是我们常说的癌症转移。

癌细胞的这种运动能力当然和它们自身的特性相关。比如,正常人体细胞之间往往会形成紧密的联结,形成精致的结构(看看我们的皮肤就知道了);而癌细胞之间的黏性通常比较差,比较松散,很容易脱落。但即便如此,处在肿瘤边界上、蠢蠢欲动的癌细胞也需要人体系统的绿灯放行,才有可能迁移到人体的其他地方生根发芽。

比如,在真正的肿瘤迁移发生之前,癌细胞会提前分泌一些生物信号,顺着血液循环系统在身体里到处游走,帮助它们寻找合适的第二定居点。借助这些信号,癌细胞还能在第二定居点遥控建设一个适合自己生存的环境,提前准备好基础设施,如帮助癌细胞定位的信号,运输养料、氧气的血管,让远道而来的癌细胞能准确定位、靠岸,重新开始分裂繁殖。

总而言之,从生命的最早期开始,肿瘤就在非常精明地利用和改造人体系统自带的生物学信号,推动自身的疯狂繁殖,促进血管给自己提供营养支持,甚至在人体内给自己创造新家。

有了这个更具体的认知以后,科学家们就可以顺着这三个阶段分别破坏癌症的生命支持系统。比如,让癌细胞不能借用人体的生长信号,不能给自己建造新血管,不能给自己建造第二定居点。这些问题直到今天都是前沿的研究方向。

在这种思路的研究成果中,有一个特别成功的例子,就是美国基因泰克公司在 2004 年上市的药物安维汀(Avastin,化学名"贝伐珠单抗")。安维汀的工作重心就是前文讨论过的肿瘤和血管的关系。它精准抑制了血管内皮生长因子的功效,阻止肿瘤周围的血管生成，从而起到治疗肿瘤的作用。

在过去这 10 多年里，有超过 10 种类似的药物陆续上市。虽然它们的具体作用机理不一样，但是治疗逻辑大同小异：都是通过抑制肿瘤周围的血管新生来治疗癌症的。

## 挖掘内力与借助外力

如果说外科手术和靶向药物的进步是为了更好地借助外力杀伤肿瘤，那我们可以说，像安维汀这样通过抑制血管形成来杀伤肿瘤的方式更像是"挖掘内力"——充分利用人体系统和肿瘤的复杂关系来杀伤肿瘤。

这个思路除了能激发出更多治疗癌症的新手段外，还有非常独特的优势。那就是，基于这个逻辑开发出来的药物很有可能不仅适用于一种癌症，而且能对不同种类的癌症发挥作用。因为不管癌细胞是如何产生的，生长在什么部位，它都需要和人体系统发生关系。比如安维汀，它已经被用来治疗肠癌、乳腺癌、卵巢癌、肺癌、肾癌、宫颈癌等多种癌症，而且都收获了很好的治疗效果。

相比之下，单纯借助外力对抗癌症而开发出来的药物，尽管可以很精确地识别和杀死特定的癌细胞，但可能只对单一类型的癌细胞有作用。比如前文介绍过的格列卫，它主要被用来治疗慢性粒细胞白血病，而且只对那些 DNA 发生了重组、产生了 BCR-ABL 杂种蛋白的慢性粒细胞白血病患者有效。

从这个角度看，从外力到内力的这一次重大升级，也许还会把治疗癌症的手段重新从精确带回到粗糙。

　　当然，这种粗糙可不是真的粗糙，它是建立在人类深刻理解癌细胞和人体系统之间的复杂关联的基础上的。比起"从精确到粗糙"，也许说"返璞归真"更合适一些。

　　顺着同样的思路，我们再看看挖掘内力的其他机会。

# 免疫疗法（上）：如何唤醒免疫系统追杀癌症

2015 年 8 月，90 岁高龄的美国前总统吉米·卡特（Jimmy Carter）被诊断患上了恶性黑色素瘤。当时，这种癌症的死亡率非常高，而且几乎无药可治。不仅如此，卡特总统体内的癌细胞已经出现了向大脑和肝脏的转移，连他自己都觉得生命就剩下几周时间了。

然而，在开始治疗之后仅仅过了半年，卡特总统就向全世界宣布，他大脑里的肿瘤奇迹般地彻底消失了。在我写下这段话的 2020 年初，卡特总统仍然健在，并且已经成了美国历史上最长寿的总统。

拯救卡特总统的，正是挖掘内力对抗癌症的新思路。

不过，它用的是我们提到过的第二种思路——重启人体的免疫系统，让它们恢复对癌细胞进行识别和追杀的能力。值得一提的是，2018 年的诺贝尔生理学或医学奖就颁给了这个方向的两位科学家。

为什么说是"重启"免疫系统呢？

免疫系统是人体的保卫者，能够高效识别杀伤入侵人体的病原微生物，以及人体自身产生的异常细胞。从这个角度看，免疫细胞天生就有杀伤癌细胞的能力。反过来，一个肿瘤既然能生长，就说明它一定利用某种手段逃避了免疫系统的杀伤。所谓重启免疫系统，指的就是想办法让免疫系统重新获得杀伤肿瘤的能力。

要想重启免疫系统，需要解决两个基础生物学的难题：第一，免疫系统原本的正常功能是如何实现的？第二，癌细胞是通过什么办法逃避免疫系统的追杀的？

只有解决这两个难题，人类才能思考有什么手段能够重启人体的免疫系统，从而治疗癌症。

## 免疫系统如何工作

我们先看第一个难题——免疫系统是如何工作的？

人体的免疫系统在大多数时候是保持沉默的，但是免疫细胞几乎具备无限的模式识别能力。这就意味着，一旦免疫细胞发现人体中原本没有的、它们从未见过的化学物质，特别是蛋白质分子，免疫系统就会被快速启动，通过各种方式把外来入侵者吞噬、分解、杀伤。

不管细菌、病毒还是身体内出现的异常细胞，它们的表面都携带大量人体在正常情况下不会出现的化学物质，免疫系统由此能够识别并且清理它们——这其中当然包括刚刚"叛变"的癌细胞。

但是，人体免疫系统的功能必须被控制在一个合理的范围内。如果免疫系统只能开启不会关闭，总是处在过度活跃的状态，或者免疫系统不仅会攻击没见过的化学物质，还开始追踪和打击人体本来就有的物质，那它很可能会误伤友军，攻击人体内部正常的细胞和组织。这样一来，人体的某些组织就会出现长期的损伤，甚至死亡，这就是所谓的自身免疫性疾病。比如，1型糖尿病就是一种自身免疫性疾病，是患者体内的胰腺β细胞被人体的免疫系统错误杀伤了，这个问题我们在下面的章节还会专门讨论。类风湿性关节炎、红斑狼疮、银屑病，也都是常见的自身免疫性疾病。

也就是说，免疫系统不仅需要油门，还需要刹车；不仅需要知道谁是敌人，还需要知道谁是朋友。

那么，到底是什么东西在限制免疫系统的功能，防止自身免疫性疾病的出现呢？

在漫长的演化历史上，人体大致发展出了两种方法。

第一种方法是，在免疫细胞身上装上"刹车"功能，使它们能够随时被叫停。

在过去二三十年的时间里，科学家们陆续发现，免疫细胞其实自带几十个有刹车功能的蛋白质。这些蛋白质也被叫作"免疫检查点"（immune checkpoint）。就像汽车通过高速路或者人流进入机场需要接受检查一样，免疫系统的开工运行也需要通过这些免疫检查点的绿灯放行才可以。

免疫检查点位于免疫细胞的表面。所以，正常的人体细胞可以主动接触和结合这些免疫检查点，给免疫系统踩刹车，防止它过度活跃。通过这个办法，人体就能把免疫反应限制在特殊部位，特别是那些真的出现了入侵者，真的需要免疫细胞战斗的部位。

第二种方法是，使免疫细胞学会区分敌我。

科学家们还发现，免疫细胞在诞生之后，最先需要学习的一件事就是区分人体自身生产的正常蛋白和其他蛋白。

这一点是怎么实现的呢？这个问题说起来比较复杂，其中非常关键的一步是，免疫细胞出厂前的"品控"措施。简单来说，这些免疫细胞在诞生之后会经过几轮挑选才能出厂。

如果一个免疫细胞模式识别的对象是人体中本来就有的物质，也就是说它具备攻击人体自身的能力，它就会在出厂前被人体主动清除掉。因此，从理论上讲，能够出厂的人体免疫细胞都应该是专一对敌的了。

## 给免疫系统踩刹车

知道了免疫系统是怎么工作的，那第二个难题——癌细胞是如何逃避免疫系统追杀的——就迎刃而解了。

我们可以大胆推测，既然免疫系统自带刹车，还能够严格区分敌我，那癌细胞就很有可能直接利用这两套现成的机制来逃避免疫系统的追踪和杀伤：要么干脆主动给免疫细胞踩刹车，要么伪装成正常的人体细胞。

20 世纪 90 年代，美国科学家詹姆斯·艾利森（James Allison）就一直关注免疫系统自带的一个刹车——CTLA-4 蛋白质（cytotoxic T-lymphocyte-associated protein 4）。

这个刹车蛋白对免疫系统的正常功能是很重要的。如果把它去掉，免疫系统就会过分活跃，让人患上自身免疫性疾病。根据这个特性，艾利森猜测，也许癌细胞发展出了一种超能力，专门去踩 CTLA-4 刹车，把免疫系统的活动压制到最低，以此逃脱免疫系统的追杀。

于是，艾利森立刻提出一种新的对抗癌症的技术手段：如果能发明一种方法，破坏掉免疫系统自带的刹车，让癌细胞想踩刹车都无从踩起，不就可以让免疫系统重新活跃起来，帮助我们对抗癌症了吗？

他立刻行动起来，设计了一种药物，专门破坏 CTLA-4 这个刹车的功能，并且证明了这个药物至少在动物模型里确实可以对抗癌症。

基于艾利森的这个思想，在 2011 年，专门破坏 CTLA-4 刹车功能的新药益伏（Yervoy，化学名"伊匹单抗"）上市，成为人类对抗黑色素瘤的利器。[3]

这可是革命性的一步。因为在此之前，人类还没有发明任何一种药物能够有效延长黑色素瘤患者的生命。

在 2010 年上映的电影《非诚勿扰 2》里，孙红雷扮演的李香山患上黑色素瘤之后，给自己办了场活人的追悼会，然后投海自杀。如果这部电影晚上映一年，可能这段情节就得换掉重拍了。

## 革命性的癌症免疫疗法

那卡特总统的黑色素瘤也是益伏治好的吗？

其实并不是。

益伏当然是一种革命性的重量级新药，但是它的潜在问题很大：CTLA-4 的刹车功能对于人体免疫系统的正常功能是很重要的。前文其实就已经提到，如果破坏掉 CTLA-4，人会患上严重的自身免疫性疾病。

换句话说，用了益伏这种药后，人体的免疫系统确实被重启了，癌细胞也被追杀了，但是与此同时，大量正常的人体细胞被误伤了，这会导致严重的副作用，也大大限制了益伏的应用范围。

那怎么办呢？

从逻辑上考虑，也许存在一个更合理的办法，就是看看免疫系统中有没有哪种刹车机制平时被利用得不多，但经常被癌细胞偷偷利用。如果能找到这样的机制，然后专门破坏这种刹车机制，就能让免疫系统重新活过来。而且，这时候被重启的免疫系统会只针对癌症，不会对人体其他部位造成破坏。

到底有没有这样的东西呢？还真有。20 世纪 90 年代，就在艾利森开始憧憬利用 CTLA-4 来治疗癌症的时候，日本科学家本庶佑发现了免疫系统的另一个重要刹车——PD-1（programmed cell death protein 1）。

既然同样是刹车，PD-1 和 CTLA-4 有什么不同呢？

在本庶佑发现 PD-1 十几年之后，也就是 21 世纪初，华人科学家陈列平发现，相比无处不在的 CTLA-4 刹车，癌细胞特别喜欢偷偷踩 PD-1 这个刹车。而且，很多种类的癌细胞都会大量生产一种名叫 PD-L1（programmed death-ligand 1）的蛋白质，这个蛋白质专门识别和结合 PD-1 刹车，让免疫系统停止工作。

到此，CTLA-4 和 PD-1 立刻分出了高下。既然癌细胞会专门利用 PD-1 刹车机制，那破坏掉 PD-1 的疗效和安全性应该都会更好。

事实确实如此。

2014 年，专门结合和破坏 PD-1 刹车的两种新药—— 欧狄沃（Opdivo，也叫 O 药，化学名"纳武单抗"）[4] 和可瑞达（Keytruda，也叫 K 药，化学名"派姆单抗"）[5] 正式上市。这两个药物分子的形状，就像一个大笼子，能够结结实实地套在刹车蛋白PD-1 上面，让癌细胞想要猛踩刹车都够不着。

通过这样的方法，人体免疫系统就可以比较安全地被重新启动，重新开始对癌细胞的追杀了。

这两个药物也立刻成为人类对抗癌症的神兵利器，而奇迹般治好了卡特总统绝症的，就是可瑞达。

这种对抗癌症的思路，就是我们在新闻媒体上经常看到的大名鼎鼎的"癌症免疫疗法"。

可以说，癌症免疫疗法是人类对抗癌症历史上的一次重大革命。特别让人充满希望的是，在很多场合，这些药物不光能显著延长患者的寿命，还能彻底治愈一部分患者的癌症。

而且，和通过抑制血管新生来对抗癌症的思路相似的是，既然癌细胞的生长繁殖一定需要逃避免疫系统的追杀，那通过重启免疫系统治疗癌症的药物，天然就具备"广谱"属性，也许可以同时对付多种不同的癌症。

以欧狄沃为例，它已经被用来治疗黑色素瘤、非小细胞肺癌、结直肠癌、肾癌、肝癌、胃癌等多种癌症，适应证多得简直数不过来。

因为这个原因，最早把癌细胞和免疫系统刹车联系在一起的两位科学家——艾利森和本庶佑，获得了 2018 年的诺贝尔生理学或医学奖。

# 免疫疗法（下）：如何戳穿癌细胞的伪装

前文我们猜测过，癌细胞躲避免疫系统追杀的技巧，一种是给免疫系统猛踩刹车——这已经被证实了，而且已经被用来开发出治病救人的良药。还有一种是癌细胞可能会把自己伪装成正常的人体细胞，以此躲避免疫细胞的识别。

后一种猜想也被证实了。而癌细胞如何成功伪装，人类的顶级科学家怎么见招拆招戳穿它们伪装的整个过程，简直是一出惊心动魄的谍战大片。

## 癌细胞的伪装术

要想知道癌细胞是如何成功伪装的，我们得先知道免疫细胞的目标识别是怎么完成的。

这个过程本身非常精巧。要知道，人体中的细胞类型可能有上百种，出现异常的可能性难以穷尽。有机会入侵人体的细菌病毒更是有成千上万种，这些细菌的大小、形状、功能、化学组成都非常不同。人体的免疫细胞怎么就能非常精确地认出谁是谁呢？

原来，人体演化出了一套专门用作模式识别的系统。

这个系统的运作方式，和我们在战争故事里常常看到的一种情节类似。在黑夜里打仗时，由于分不清敌我，军队可能会要求每个士兵胳膊上绑一个白毛巾之类的东西作为标记，让本方的战士看一眼就知道谁是自己人。而敌方可能也会想到类似的问题，说不定会在胳膊上绑一个红毛巾来识别自己人。等到真正开打的时候，谁是敌、谁是友一看就知道。当然了，这可能只是戏剧化的处理方式，真正的战场上大概用不到这么原始的措施。但是军队需要一个简单方便的方式保证战士们可以清楚地识别敌我，这个道理依然是存在的。

人体的模式识别系统的原理，就和这个故事差不多。

人体几乎每个细胞都会生产一种特殊的蛋白质系统，它有一个很长的名字，叫"主要组织相容性复合体"（major histocompatibility complex，MHC）。这套系统能主动把细胞内的蛋白质的特征提取出来，直接呈现在细胞的表面，让免疫细胞远远看一眼，就知道这是自己人。因此，MHC 的功能就和绑在胳膊上的白毛巾一样，主动提供一个"自己人"的标志，避免误伤。

如果不是自己人呢？免疫细胞就会及时出现，负责给它们打上入侵者的标志。

具体来说，如果人体中出现了一群细菌，那最先追踪到细菌的免疫细胞就能把细菌吞噬下去，同时把细菌体内的蛋白提取出来，呈现在自己的表面。这样一来，别的免疫细胞远远看到之后就会发现，这家伙系着的不像白毛巾啊，明明是条红毛巾——这说明它周围肯定出现敌人了。于是，其他免疫细胞快速聚集起来，清理那些细菌。

如果是人体自身的细胞发生了异常，那情况也差不多。既然细胞有异常，它总会或多或少带有一些原来人体里没有的蛋白质。这些蛋白质同样会被细胞自身的 MHC 给提取出来，呈现在细胞外面。这样一来，免疫细胞也会远远地看到：这块白毛巾上面出现了星星点点的红色。免疫细胞就可以知道这个细胞出了问题，也会第一时间赶来把它清除掉。

这套主动标识自己身份的系统，等于把目标识别的负担从免疫系统那里分散给所有的人体细胞。一个细胞要想好好活着，不被免疫细胞当成靶子，它得通过这套系统展示自己是自己人——系着白毛巾而不是红毛巾才行。而免疫系统只需要根据白毛巾、红毛巾这种信号判断是否需要追踪、杀伤就行了，非常简洁巧妙。

对癌细胞来说，它们既然拥有疯狂生长繁殖的能力，那为了这个目标而产生的异常蛋白质一定是非常多的。一旦被细胞内的 MHC 展示出去，就很容易被免疫细胞盯上。它们要怎么逃脱这种识别系统，进行不受控制的繁殖呢？换句话说，已经叛变的癌细胞是怎么伪装成自己人的呢？

它们采取的措施是，干脆不再制造 MHC 了！也就是说，癌细胞主动停止展示自己是谁。这样一来，人体的免疫系统看到癌细胞以后，发现这家伙既没有白毛巾也没有红毛巾，根本不知道它是什么来头，那整套区分自己人和外来者的模式识别机制就失效了。

## 识破伪装的免疫疗法

这个办法是不是非常"机智"？
癌细胞就是这样成功逃脱免疫系统的追捕的。

但是科学家们不会就此罢休。明白了这个底层的生物学机制后，他们就开始谋划怎样改进免疫系统，让免疫细胞能识破癌细胞的伪装，重新对准癌细胞。

过去几年，有两个技术策略取得了相当大的成就，受到了全球瞩目。人们对这两项技术寄予了很高的期望，甚至希望它们能彻底治愈所有癌症。对于这一点，我个人先持保留态度。我们先分头看看这两个策略是什么。

第一个策略是被动的。

既然人体的免疫细胞根本无法识别癌细胞是敌还是友，那干脆把免疫细胞从人体中提取出来，对它进行一轮改造，直接给它装上一个全新的模式识别系统，告诉它怎么识别这些没有白毛巾也没有红毛巾的癌细胞就行了——没有毛巾的话，总可以看脸、看军装、看武器的形状吧！总而言之，人类先去发现癌细胞有什么地方不一样，再直接教会免疫细胞去识别这些不一样的地方。

之所以说这个策略是被动的，是因为人体的免疫细胞不需要自己做什么，人类直接就替它学会了新本领。

这个策略最前沿的一种技术方案叫"嵌合抗原受体 T 细胞免疫疗法"（chimeric antigen receptor T-cell immunotherapy，CAR-T）。

最近这几年，CAR-T 这个词在新闻媒体里常常出现。因为它刚一诞生，就创造了一个生命奇迹。

2012 年，CAR-T 疗法被用在一位名叫艾米丽·怀特海德（Emily Whitehead）的小女孩身上。当时，艾米丽只有 5 岁，患上了一种非常罕见而且凶险的白血病。各种治疗方法都失败了，她被认为活不了太久。

这时候，美国宾夕法尼亚大学的科学家们冒着巨大的风险，尝试了全新的 CAR-T 疗法。他们把艾米丽体内的免疫细胞提取出来，往这些细胞里导入一种全新的识别系统，让这些细胞可以在没有 MHC，也就是胳膊上没有毛巾的情况下，也能直接识别癌细胞表面的一个叫作 CD19（cluster of differentiation 19）的特殊蛋白质。没想到，奇迹发生了。给药后的几小时内，艾米丽的身体状态迅速恢复，第二天她就醒了过来。

艾米丽被从死亡的悬崖边上拉了回来。不仅体内的癌细胞被彻底消灭，更让人惊喜的是，到现在（2020 年），她的癌症都没有复发。

在过去的每一年，艾米丽都会手拿写着"cancer free（摆脱癌症）"的小黑板拍照，把自己的笑容和 CAR-T 的奇迹分享给全世界的人。

这种专门治疗恶性白血病的药物——或者更准确地说，是一整套治疗方案，在 2017 年正式上市。[6]

但是，有一点需要格外注意，CAR-T 虽然吸引了全世界的眼球，它的成功却不太容易复制。在艾米丽的案例里，科学家对准的 CD19 蛋白质非常特殊，它只在人体的淋巴 B 细胞中才有，而艾米丽体内的癌变正好发生在这一类细胞身上。所以，只要对准 CD19，就能精确杀死癌细胞。

你肯定能想到，这样的操作会误伤正常的淋巴 B 细胞——毕竟这些细胞也都有 CD19。但这个问题可以靠定期输注免疫球蛋白解决。毕竟，相比治愈癌症，输血这点麻烦是绝对可以承受的。

但是，在更多的癌症患者体内，癌细胞的表面可能根本找不到一个自己独有的、其他人体细胞没有的蛋白质。因为癌细胞总归是从正常人体细胞变来的，两者之间的相似程度还是很高的。

在这种情况下，要想设计出一套打击精确的 CAR-T 系统就非常困难了。如果选择目标的时候不小心，很容易误伤大量的正常人体细胞，引发非常强烈的自身免疫反应。

想要解决这个问题，一个思路就是深入挖掘癌细胞和正常人体细胞的区别，无论如何也要找出一个或者几个能够作为身份识别工具的蛋白质分子来，并且用它来开发 CAR-T。在这方面，也有不少小型生物技术公司在积极探索。

除此之外，还有一个更加"主动"的策略：让免疫系统自己学会识别癌细胞。这就是个性化癌症疫苗。

## 个性化癌症疫苗

相比直接下手改造免疫细胞的被动策略，这第二个策略要更加"主动"。虽然叫疫苗，但是这种癌症疫苗并不是用来预防癌症的（顺便说一句，现在市场上确实有能够预防癌症的疫苗。比如，宫颈癌疫苗就是通过帮助女性避免人类乳头瘤病毒的入侵，很大程度上预防宫颈癌的），它本质上仍然是一种对癌症的治疗手段。

这种治疗方式要先把癌细胞从病人体内提取出来，然后系统分析这些细胞的基因组 DNA，分析这些细胞生产的蛋白质，从中推测出癌细胞到底产生了多少种正常细胞所没有的新蛋白质，或者带有基因突变的异常蛋白质。最后，再把这些新蛋白质人工合成出来，混在一起，注射给人体。

为什么要这么做呢？

这是因为，这些癌症细胞特有的蛋白质，可以帮助人体的免疫系统识别癌细胞。只不过癌细胞内部缺乏呈现这些蛋白质的 MHC 系统，才令免疫系统无从发现它们。所以，不如让人类直接把这些新蛋白质主动呈现给免疫系统。

接下来人体内发生的事情，就和传统疫苗的作用类似了。

一种全新的蛋白质进入人体之后，脱离了癌细胞的保护，肯定会被人体的免疫细胞识别出来，一群专门针对这种蛋白质的免疫细胞就会被唤醒，然后执行清除任务。

要是把一管混合了几十种癌症特有蛋白质的疫苗注射进人体，就会同时唤醒许多种不同的免疫细胞。这些免疫细胞在癌细胞身上集中了全部火力，人体的免疫系统就会被激发起来，主动地围攻癌细胞。

为什么这种思路能避免对正常细胞的误伤呢？

前文提到，在大多数时候，我们可能根本找不到像 CD19 一样干净纯粹的癌症细胞标志，直接对准它开火就能杀伤癌细胞，同时误伤效果可控。但是没关系，在制备癌症疫苗的时候，我们同时使用了三五十种癌细胞生产的蛋白质来引导免疫细胞的火力。从这些蛋白质中单单拎出一种，可能有些正常细胞也有。但这三五十种蛋白质的独特组合，就几乎把所有正常细胞排除在外了。

2017 年，个性化癌症疫苗进行了两项人体试验。美国和德国的两个研究组分别在一小群黑色素瘤患者中尝试了个性化癌症疫苗的治疗，取得了相当积极的治疗效果。[7]

虽然实验规模比较小，但是成果非常振奋人心。我们可以乐观地期待癌症疫苗更多更新的研究进展。

你看，不管是 CAR-T 还是个性化癌症疫苗，都是通过戳破癌细胞的伪装，让免疫细胞重新对准癌细胞的方式，帮助我们更彻底、更长久地治疗癌症。

但是我还是得提醒你注意，这两个办法，都有一个根深蒂固的问题需要被克服——太贵了。

从我的描述中你也许就能发现，这两种治疗方法是彻底个性化、为每个人量身定制的，需要从每位癌症病人的体内提取免疫细胞加以改造，或者提取癌细胞并分析它们的特征。而个性化的治疗方案，本质上就是很难实现规模效应、降低成本的。目前，CAR-T治疗的费用在百万美元数量级，远远超过一般人的承受能力。未来，个性化癌症疫苗的花费也不会少。

这样看来，"个性化"就不再是优点，反而成了一个巨大的障碍。怎么让这些治疗方法不那么"个性化"？能不能开发出更通用的治疗方法？我会在后文对这些问题做出解释。

第三章 ———
# 从一次治疗到终身管理

## 预测、预防、预警：怎样把癌症提前关进笼子里

　　著名影星安吉丽娜·朱莉（Angelina Jolie）拍了很多全球大卖的电影，她为人熟知的荧幕形象往往都是性感狡黠、艳丽强悍的"大女主"。但在 2013 年和 2015 年，她以一种让人颇为意外的方式，两次刷爆全球媒体的头条。

　　不是因为她的电影，而是因为她做的一个手术。

　　原来，朱莉的家族携带了一种很容易导致癌症的基因突变——*BRCA1* 基因突变（breast cancer type 1）。她的母亲和小姨都因为恶性乳腺癌 50 多岁就去世了。朱莉在做了基因检测后发现，自己也带有同样的基因突变。因此，她对自己的乳腺和卵巢做了预防性的切除手术，大大降低了自己日后患上恶性肿瘤的概率。在 2013 年

和 2015 年，朱莉在《纽约时报》发表文章介绍了自己的经历，也呼吁更多的女性关注自己的乳腺癌风险。

朱莉这个相当激进的举动产生了巨大的社会反响，也让很多人突然意识到，原来人类其实是可以做点什么，把癌症提前关进笼子里的。

我在此前章节里介绍的对抗癌症的思路——从粗糙到精准，从外力到内力——本质上都是围绕癌症治疗展开的。所有决策和行动，都发生在一个人被正式诊断患有癌症之后。

但是，癌症不是突然发生的，而是突然被发现的。

诊断癌症也许只需要一秒钟，癌症的产生和发展却是一个漫长的过程。如果我们把癌症放在一个人出生、成年、衰老、死亡的漫长尺度下看，对抗癌症就不是一次速战速决的格斗，甚至不是一次战役，而是一场旷日持久的战争。

由此就产生了对癌症认知和治疗的第三次重大升级：从一次治疗到终身管理。

在这个认知升级中，我们要解决的问题是，在一个人不幸患上癌症之前，他能做些什么来降低风险呢？在一个人患上癌症之后，他又可以怎么持续地管理癌症，让它和自己和平共处呢？

### 基因突变：癌细胞产生的原因

要解答这些问题，我们得再一次从科学入手探究癌症产生的生物学原理。

我在这本书的开头就提到，癌症的产生和多细胞生物自身特性密切相关，甚至可以说，癌症是多细胞生物的宿命。但是，落到任何一个具体的细胞身上，这种宿命的结局可不是百分之百会发生的——实际上，任何一个人体细胞发生癌变的概率相当之低。那么问题就来了：为什么平时和平温顺的人体细胞，有些时候会发生基因突变呢？

人体形成的过程，就是从一个孤零零的受精卵，经过持续的分裂，变成百万亿数量级而且功能划分清晰的人体细胞的过程。每一次分裂，细胞里的遗传物质 DNA 都需要被精确复制一份，然后平均分配给两个后代细胞。

在正常情况下，DNA 自我复制的精度是非常高的，平均每复制 10 亿个碱基对才会出一个错。所以，绝大多数的人体细胞都能够继承一份非常精确的遗传物质，并且根据遗传物质里的信息，忠实地执行自己的生物学使命。

但是，DNA 复制错误的概率并不为零。细胞在分裂过程中产生 DNA 复制错误，就是所谓的"基因突变"。

如果这个突变恰好出现在对细胞的生长、分裂、繁殖至关重要的基因内部，就有可能让细胞的生长、繁殖开始加速、脱离控制。这就非常危险了，因为很多时候，只需要有一个这样的基因突变，就足以让人体细胞开始快速分裂繁殖，驱动人体细胞向癌细胞转变。

当然，就像上一章介绍过的，绝大多数癌细胞一出现就会被人体的免疫系统识别并且杀伤，根本不会有持续分裂繁殖、变成大块肿瘤的机会。但是，如果真有几个细胞侥幸逃脱了这一轮追杀，开始进入快速增长阶段，那就真的麻烦了。

这是因为，DNA 复制的出错数量和 DNA 复制的次数有正相关的关系，一群快速分裂繁殖的细胞产生基因突变的可能性就会更高。甚至有些癌细胞会专门降低 DNA 复制的精度，让自己出现基因突变的概率大大提高。结果就是，在反复分裂繁殖的过程中，癌细胞会通过基因突变获取更多的新特性和新能力。比如，变得越发擅长分裂繁殖，变得更善于获得营养支持，变得更会逃避免疫系统的追杀……

这就是癌症从无到有、从弱变强的大致过程。

## 早期预警：打击弱小的癌细胞

了解了这个过程之后，我们就能看出，在癌症已经充分发展之后再对抗它，是一件事倍功半的麻烦事。因为在这个时候，癌细胞已经具备了顽强的生命力，可以利用一切可能的手段维持自己的生存和繁殖。

更严重的是，这个阶段的癌细胞群体已经携带了五花八门的基因变异，不管用多么神奇的药物进行对抗和治疗，总有一些癌细胞能够通过基因变异逃脱药物的杀伤，快速出现耐药性。这也是癌症治疗过程中让人非常头疼的难题。

那怎么办呢？

我们必须试着在癌症还很弱小的时候就打击它，这就是所谓

"癌症早期预警"的概念。在肿瘤还没有长得太大、没有扩散的时候发现它，不管是用手术切除，还是通过药物治疗，效果都要好很多。

有一个数据可以非常直观地展示早期预警的功效。在美国，乳腺癌患者如果在一期，也就是肿瘤只有一粒花生那么大的时候就被发现并且开始治疗，有 99% 的患者能成功活到 5 年，很大一部分能够彻底治愈；如果发展到四期，也就是癌细胞在全身扩散之后才开始治疗，那就只有 22% 的患者可以活过 5 年。[1]

至于怎么做早期预警，你在生活中可能已经接触得比较多了。比如常规体检里的肠镜、胃镜、宫颈涂片、乳腺钼靶、胸部 CT，都有早期预警癌症的功能，在此就不展开介绍了。如果你想了解更多，可以去看美国癌症学会推荐的癌症早期筛查指南[2]，或者我国的《居民常见恶性肿瘤筛查和预防推荐》。

但是有一点需要你格外注意：早期预警并不是做得越全面、越频繁越好。

具体原因有三点：第一，每种早期预警手段都可能会出错，特别是把健康人错判成癌症患者，会带来过度治疗的问题；第二，很多体检项目虽然总体很安全，但是确实存在一定的风险；第三，早期预警也是要花钱、花时间的。所以，如果没有节制地对癌症进行早期预警，会给你自己，也会给整个公共卫生系统带来麻烦和负担。

比如，前列腺癌的筛查就曾经引起过巨大的争议。在过去 30 多年里，美国曾经大力推广在老年男性常规检查里增加对一种叫作

PSA（prostate-specific antigen）的癌症早期标志物的检查。如果 PSA 太多，就会怀疑是不是得了早期前列腺癌，然后尽快进行手术，将前列腺切除。

但是最近几年科学家们发现，PSA 和前列腺癌的关系并没有那么明确。看到 PSA 含量高就动手术，会给很多健康人带来不必要的麻烦和风险。所以，单纯地看 PSA 这一项指标可能不是一个很好的早期预警手段。

2018 年，美国预防医学工作组正式声明，要不要做常规的 PSA 检查，PSA 查出含量太高后要怎么处理，都应该根据病人的具体情况来判断，不再推荐男性一刀切地去做这个检查了。[3]

从这种考量出发，直到今天，真正值得推荐的、有普遍意义的早期预警手段只适用于少数几种癌症，而且严格限定了适用的人群。这本身就说明，对癌症进行早期预警还是非常困难的。要想开发出更多预警方法，还需要人类对癌症生物学有更精确的理解。

## 预测和预防：降低癌症出现概率

早期预警可以帮助我们提前对抗癌症的时间，争取在癌症还比较弱小的时候就把它关起来，但这个时候癌症毕竟已经产生了。我们有没有可能把战线再提前一些，在癌症还压根儿没出现的时候就识别危险、做好防范呢？

这个想法当然很好，但问题是，造成癌细胞的根本原因——基因突变是难以避免的，我们又怎么能避免癌症的出现呢？

好在基因突变也是有一定规律的，基因突变的频率会受到内因和外因的影响。这样一来，我们虽然无法完全避免基因突变，但是也许有办法去提前应对它。

所谓内因，就是一个人的身体里天生就携带某些基因突变。这些"种子"基因突变会大大降低 DNA 在复制过程中的精确度，让更多的基因突变得以出现。那么可想而知，在这些人体内，导致癌症的基因突变就会更容易出现。

一个很典型的例子是之前提到的那个 *BRCA1* 基因的突变，安吉丽娜·朱莉的体内就携带这种基因突变。这样的人，一生之中患上乳腺癌和卵巢癌的概率高达 90%，远远超过普通人。

所谓外因，就是那些能够诱导 DNA 发生变异的环境因素。

在认识癌症的早期历史上，科学家们就曾经注意到打扫烟囱的工人、用放射性物质镭生产夜光手表的女性，都非常容易患上癌症。但是直到最近几十年，科学家们才研究明白这背后的原因。原来，是环境中的有毒物质，比如烟囱里的煤焦油、高强度的放射线，会直接攻击遗传物质 DNA 分子，大大加快基因突变的频率。

除此之外，有些病毒感染也能促进癌细胞的生成。一个特别典型的例子就是宫颈癌。大多数宫颈癌都是由人类乳头瘤病毒的感染引起的。

通常来说，癌症的出现是内因和外因共同作用的结果。无非是不同场合里，两者的相对"贡献"不一样罢了。

既然知道了内因和外因会影响癌症发生的概率，那我们要怎么做，才能降低癌症出现的概率呢？

答案就是，预测和预防。

预测是针对内因的手段：我们可以通过基因检测，识别出谁更容易得癌症、得什么癌症，然后提前采取措施。

比如，既然我们知道 *BRCA1* 基因的突变是癌细胞出现的重要内因，那也许我们每个人，特别是那些家族成员出现过乳腺癌、卵巢癌的人，都可以做一个基因检测，看看自己体内是不是带有 *BRCA1* 基因突变。如果真的检测出这样的突变，我们就可以像安吉丽娜·朱莉那样做好充分的准备了。

当然，朱莉的手术到底是不是必要，人们至今仍然有一些争论（比如，有人认为她提前切除乳腺和卵巢，有过度医疗的嫌疑）。但是在我看来，朱莉的举动非常勇敢，还提醒了亿万潜在的乳腺癌患者，可以通过基因检测的方法提前预测自己患癌的风险。

而预防是针对外因的手段：它能告诉我们什么东西更容易致癌，我们就可以尽量避免接触这些东西。

比如宫颈癌，既然 HPV 感染会大大增加宫颈癌风险，那给自己接种 HPV 疫苗就是最好的预防措施。

此外，我们应该远离那些能够诱发癌症的化学物质，就能够降低患癌风险，比如煤焦油。实际上，已经被大量研究认定的、确实能够诱导癌症的物质至少有几十种，这里面包括到处可见的烟、酒、咸鱼、泡菜和空气污染。

远离这些东西，虽然不会像宫颈癌疫苗一样有立竿见影的预防效果，但确实可以降低未来几十年癌症发生的概率。

## 治疗方案：如何让癌症变成可控的慢性病

虽然我们可以通过预测、预防和预警，在癌症还没有产生或者还很弱小的时候把它关在笼子里，但是很不幸，一定还会有很多癌症能够突破早期防线，发展到比较严重的地步。这个时候，艰苦的癌症治疗就要开始了。

关于癌症的治疗，我们在前面已经介绍了很多方案，包括手术治疗、放射线治疗、化疗药物、靶向药物、癌症免疫疗法、癌症疫苗，等等。那么，这些方案里哪个是最有效、最有希望治愈癌症的呢？是不是越贵的治疗手段越好？越新的手段越好呢？

其实不然。

虽然这些治疗癌症的不同思路和技术出现的时间有先后，但是在具体某一种癌症、某一个病人的治疗过程中，它们并没有明显的高下之分。

面对癌细胞顽强的生命力和丰富的基因突变，任何一种单一的治疗手段要想一锤子就把癌症彻底搞定，几乎是不可能的事情。在绝大多数时候，医生们必须综合考虑所有可行的治疗方案，对它们进行排列、组合、轮换。因为不同的治疗技术打击癌细胞的策略不一样，进攻路线也不一样，医生们期待这些治疗方案能取得"1+1>2"的效果。

这种治疗思路的逻辑很简单，却有一个很令人头疼的问题：这么多不同的治疗技术，每一种技术下面又可能有非常多的具体药物的选择，医生们到底要怎么组合，才能制订出最适合某个病人，而且最有效的治疗方案呢？

其实，癌症治疗方案的制订也在经历一场"从一次治疗到终身管理"的革命。

## 初始方案：同病异治，异病同治

万事开头难。治疗癌症的整个过程，总得从设计出一套初始治疗方案开始。而这套方案要想做到量体裁衣，就需要对每个患者的癌症情况做出精细的、个性化的描述。

传统上医生对癌症的分类和描述是非常粗糙的，主要就是"三板斧"：肿瘤长在哪个部位；是哪种细胞癌变了；肿瘤长了多大、有没有扩散转移。

举个例子，如果医生说一个患者有三期非小细胞肺癌，这句话的意思是：医生在他的肺部发现了一个肿瘤，把肿瘤切出来在显微镜底下看，会发现癌变的不是肺部的小细胞（一种个头比较小的细胞类型），而是其他几种形态的细胞——这样的癌症被统称为"非小细胞肺癌"；医生还发现，在肿瘤的边缘，有些活跃的癌细胞已经开始撑破肿瘤的边界，向周围组织扩散了——这就是三期癌症的典型表现。

那对付这种癌症该怎么办？开刀切肿瘤，然后用各种药物组合进行化疗就可以了。

可以说，上面这种对癌症的描述已经很精确了。可是，如果有几个患者都得了三期非小细胞肺癌，能不能找出它们是哪种基因突变导致的呢？比如，如果是由于 *EGFR* 基因突变导致的非小细胞肺癌，那用上精确靶向 *EGFR* 的药物，例如易瑞沙和泰瑞沙，效果就会很好。反过来，如果没有携带 *EGFR* 基因突变，那靶向药物吃得再多可能也不会有作用。由此可见，进一步的精确描述对于制订更个性化的治疗方案是非常重要的。

这种精确信息一般是如何获得的呢？

最直接的办法当然就是在做手术的时候取一块癌症组织，通过基因检测的方法，查看这些癌细胞里到底存在什么基因突变，然后对症下药。

但这个方式有个问题，如果癌症已经发展到全身性的扩散转移，那医生可能会决定不再做手术切除了。一是因为疗效可能不大，二是因为病人虚弱的身体不一定承受得了。这时候怎么办呢？

近几年出现的新型基因检测技术也许能帮助我们。这个技术让医生不再需要通过手术获取癌细胞。只要给病人抽一管血，检测血液里的细胞或者 DNA，就可以间接了解癌细胞的基因突变情况。这是因为，当癌细胞脱落和死亡时，里面的 DNA 分子可能会泄漏出来，跑到人体的血管里。

你也许在新闻上看过一个很热门的词，叫"滴血验癌"——用一滴血检验癌症，说的就是这种研究思路。

不过，我们对这类故事还是要有些怀疑精神，因为这个技术并没有看起来那么容易。

一管血液里能提取出来的 DNA，可想而知绝大多数都是血液细胞自己产生的，剩下的那一点 DNA 可能来自身体任何部位死亡的任何细胞，其中只有极其微量的部分可能来自癌细胞。就算里面有来自癌细胞的 DNA，它得真正出现了基因突变，才能帮我们给癌症精确分类。可是，这样的概率可谓是九牛一毛。

把癌症相关的信息从非常复杂的信息噪声里提取出来，是很不容易的。所以，美国食品及药物管理局一直到 2016 年，[4] 中国一直到 2018 年，[5] 才批准了第一个这种类型的癌症检测产品上市。

当然，展望未来的话，这一类不依赖手术、直接通过血液进行癌症基因检测的技术一定会有非常广阔的前景。毕竟，要想制订合理的初始治疗方案，对患者的肿瘤进行精确分类，是非常必要的第一步。

人类对癌症细胞的生物学特征理解得越深入，对癌症的分类就可以越精确。其实，前文介绍过的所有对癌症的认知升级，都可以帮助医生对癌症进行分类。检测基因突变只是其中的一个方面。

比如说，基于同样道理，如果清楚地知道癌症是通过什么方式促进血管形成的，是怎么逃避免疫系统的，是怎么具备转移能力的，医生就可以设计出更好的初始治疗方案。

也许，未来的癌症诊断会从简单的一句话，比如"三期非小细胞肺癌"，过渡到一张完整的列表。

我自己设想了一个未来可能出现的诊断书，也许是这样子的：

· 肿瘤描述：肺部癌症，直径 XX 厘米，有没有出现局部转移的迹象；

· 肿瘤来源：哪一种特定的肺部细胞；

· 癌症突变：癌症是由哪个基因突变引起的，比如 *EGFR* 突变或者 *ALK* 突变，有没有对应的靶向药物；

· 癌细胞的 PD-L1 表达水平怎么样，是否存在微卫星不稳定性，肿瘤基因突变载荷高不高，能不能进行癌症免疫治疗；

· 癌细胞表面有哪几种特征性的蛋白质分子，是不是可以用来设计 CAR-T 治疗；

……

看到这里，可能这些细节信息已经把你绕晕了。没关系，你只需要记住这一点就行了：对癌症进行全面、精确的描述，能够帮助癌症治疗方案的设计，而这一切正在发生。

如果沿着这个思路继续推演一下，也许未来的癌症初始治疗方案可以做到彻底的个性化，实现真正的"同病异治，异病同治"。

"同病异治，异病同治"这两个概念来自中医，意思是有时候看起来相同的病却是由不同的原因引起的，所以要区别对待；有时候看起来完全不同的病反而是同一个原因引起的，所以可以用一个办法处理。

在人类对抗癌症的道路上，我们真有希望把这两个概念落到细节上。利用我们对癌症越来越深的理解，做到同病异治、异病同治。比如，同样是非小细胞肺癌，到底是哪种基因突变引起的，是

*EGFR* 还是 *ALK*，会直接影响药物选择和治疗方案的设计，这正是同病异治。

反过来，不同部位的癌症，不管是肺癌还是黑色素瘤，可能都是癌细胞通过猛踩 PD1 刹车来逃避免疫系统的追杀导致的，那欧狄沃和可瑞达这些肿瘤免疫药物应该都管用，这正是异病同治。

## 追踪治疗：让癌症变成慢性病不是梦

讨论到此，我们可以假设医生已经根据丰富的疾病信息，给癌症患者设计好了合理的治疗方案。

但对抗癌症的战争才刚刚开始。

不管在制订初始治疗方案的时候考虑得多全面，我们都必须接受一个让人很不舒服的事实：在很多时候，癌症的初始治疗方案或早或晚都是会失效的。

这是为什么呢？还是因为癌细胞自身有极强的变异能力。

癌症难以根除的最重要原因就是它似乎总是能通过基因突变绕过任何一种治疗方案，产生耐药性，重新生长出来。因此，癌症治疗不是速战速决的格斗或者战役，而是一场漫长的战争。初始治疗不是终点，医生必须持续追踪治疗效果，根据结果不断地调整、修正最初的治疗方案，才能持续杀伤癌细胞。

比如治疗非小细胞肺癌时，对那些存在 *EGFR* 突变的患者用上精确打击这种基因突变的靶向药物，效果往往是非常惊人的，肿瘤会快速缩小甚至消失。但是可能过不了几个月，携带耐药基因突变的癌细胞就会卷土重来，这时候原本的药物就没有用了。也就是说，初始治疗方案必须动态调整。

那么，到底怎么调整，什么时候调整呢？

对癌症基因突变的随时检测，新药的持续开发，治疗方案的灵活调整，这三者要紧密地结合起来，形成整个医疗产业链的大闭环。

具体来说，诊断行业需要为我们提供精确快捷的检测工具，在整个治疗过程里，经常对患者的血液做基因检测，看看癌细胞什么时候重新出现，或者出现了什么新的基因突变；药物行业需要为我们提供丰富的药物选择，特别是要积极地根据这些新的基因突变开发新的靶向药物，帮助我们持续地精确杀伤癌细胞；最后，医生们需要结合检测结果和新药开发的进度，随时调整治疗方案，对新出现的癌细胞开展新一轮的打击。

我继续以非小细胞肺癌为例解释一下。临床数据显示，有的患者在用了易瑞沙并且产生耐药性之后，如果改用泰瑞沙，可以再延长一年的寿命。[6] 实际上跳过易瑞沙、直接使用泰瑞沙也会有很好的疗效。

在我看来，未来甚至会出现这样一种场面：虽然任何一轮治疗方案都没办法独立地根治癌症，但是伴随基因检测、新药研发、临床治疗这个大闭环的快速推动，也许在新一轮癌细胞出现的时候，新一轮治疗方案就被设计开发出来了。

而只要治疗方案进化的速度比癌症变异的速度快，人类的能力将永远盖过癌细胞一头，就能把癌症彻底变成一种慢性病。

## 生活方式：如何根本改善健康状况

在"从一次治疗到终身管理"思路的指导下，人类已经不仅关注癌症的治疗，更关注怎么把癌症提前关进笼子里。但这种做法还是绕不开癌症这种疾病。

如果把目光放得更长远一点，不光考虑癌症，而是考虑一个人从生到死的整个生命历程，那人类需要的可能不仅是对抗癌症的手段，更需要一套从根本上改善健康状况的办法。如果真能找到这样的办法，对抗癌症本身就是水到渠成的结果了。

你可能认为，这并不难呀！微信朋友圈里、微博上有很多"健康指南"，比如，吃什么能长寿，吃什么能抗癌。

我必须要告诉你，在绝大多数时候，那些所谓的"健康指南"没有数据支持，甚至是一些人拍脑袋想出来的营销文案。那些文章利用人们的认知空隙乘虚而入，赌定很多人都在意自己的健康，却无法判断"健康指南"是怎么来的、哪些是正确的、哪些是纯粹的胡扯。

在这里，我想和你科学地讨论一个问题：怎样正确地设计一套健康的生活方式，让我们可以远离癌症，甚至远离各种疾病呢？

## 控制我们可控的

设计健康的生活方式涉及两个问题。

第一个问题，我们得了解哪些影响健康的因素是可控的，然后去控制它们。

这件事看起来很简单，实际上并不容易，因为我们很容易被误导。

比如，人们都知道"吸烟有害健康"，这句话就印在每盒香烟的盒子上。媒体也常常报道有关吸烟危害性的数据，比如90%的肺癌都和吸烟有关，烟民的肺癌发生率是其他人的50倍，吸烟让人平均少活12年，等等。[7]

这些数据来自对成千上万人长达几十年的跟踪研究，数据的可靠性是无可挑剔的。但是，这些信息几乎会立刻招来很多人的对抗情绪：事情没有这么绝对吧？我认识的某某人，抽了一辈子烟还活到了90多岁；我认识的某某人，早早戒了烟还是很快就去世了；我认识的某某人，一辈子不抽烟，还是年纪轻轻就得癌症了……

从某种程度上说，这些基于直觉的反应都是正确的。人体的健康管理确实是一件非常复杂的事情。具体到每一个个体而言，谁都很难确定某种因素就一定会在多大程度上影响某个人的健康。

比如，有大规模人群数据显示，75岁的烟民有16%的概率会死于肺癌，而不抽烟的同龄人只有0.3%的概率死于肺癌。[8]但是，这组数字同时意味着，有84%的烟民在75岁时不会得肺癌；而在全世界不抽烟的人里，每年也会有几十万人死于肺癌。所以，烟民和支持吸烟的人或机构，比如烟草公司，想要找出几个反例来自我安慰，或者把肺癌的责任归咎于其他因素，如空气污染，甚至命不好，实在是太容易了。实际上，就因为这些原因，烟草公司一直到 20 世纪八九十年代还在狡辩烟草没那么大的危害。

就连吸烟这个健康风险如此显著、相关研究如此充分的问题，还有那么多人不愿意相信或者被误导，就更不要提那些健康风险小一点、研究程度浅一点的事情了。比如喝酒、喝太热的水、吃咸鱼和泡菜、肥胖、运动太少、工作时间太长等，这些因素也都被证明了能够实实在在地提高癌症风险，但是想要人们随时关注谈何容易。

近在眼前的舒服，和可能远在天边的健康风险，到底哪个更重要，我们的大脑可能真没法衡量好。

那怎么办呢？我们要怎么知道哪些因素是可控的、确实会影响健康呢？这当然需要更多的研究。

要想真正从生活方式和健康管理入手对抗疾病，我们需要更大规模、更精细的研究数据和更个性化的指导。特别是我们中国人经常使用的食材和药材，习惯了的烹饪习惯、生活方式，它们到底有没有健康风险？有多大风险？和癌症有没有关系？这些问题都需要我们不断地深入研究。

我不得不承认一件事，在癌症的治疗都已经开始慢慢进入个性化时代的今天，我们对健康管理、生活方式的指导还相当粗糙和模糊。这不仅限于癌症的健康管理，大多数疾病都是如此。

举个例子。和癌症一样，糖尿病也是一种世界性的、很顽固的、让人很痛苦的疾病。有数据显示，全世界每 11 个人里就会有 1 位糖尿病人。[9] 可能很多人都知道要想控制血糖不过高，控制饮食是非常重要的。人们还设计出很多饮食指南来指导糖尿病人的饮食，比如少吃白面包、大米饭，多吃杂粮和蔬菜等。

但是，2015 年的一项大数据研究发现，这种普适性的指南准确度是很差的，几乎和随便瞎猜差不多。吃什么东西血糖会升高，吃什么东西对血糖影响不大，在不同的病人之间的差别非常大，和每位病人的身体指标、健康状况，甚至肠道菌群都有密切关系。[10]

所以，在个性化的科学健康管理真正到来之前，远离烟酒、咸鱼、泡菜这些明确的致癌因素，远离那些似是而非的朋友圈健康指南，是我们目前可以做到的。

## 让年龄和衰老分离

但是，对那些不能控制的因素，我们该怎么办呢？这正是设计健康生活方式要解决的第二个问题。

其实，在人类世界里，真有一件非常重要的事情，既能同时增加基因突变的概率，又能降低免疫系统的功能，让癌症更容易发生。而且要命的是，这件事情是无可避免、无法控制的。

那就是，人类的寿命在变长。

在工业革命之后的一两百年里，世界人均寿命一直是在缓慢提升的。仅从 2000 年到 2016 年，人类平均寿命就增加了 5 岁多。[11]

活得更长当然是好事，但这件好事同时带来了癌症发病率的提高。平均而言，一个人在 80 岁时得癌症的概率差不多是 20 岁时的 50 倍。[12]

这一点并不难理解，我在前文就已经提到过这种"错配"。年龄越大，人体细胞分裂的次数越多，人体遭遇的能够诱导基因突变的环境危害就越多，人体细胞当然就越容易出现基因变异。与此同时，衰老会导致免疫系统功能下降，老年人自然更容易得癌症。

关于这一点，一个和大多数人直觉背道而驰的证据就是，现在世界上癌症发病率最高的国家，前 20 名几乎都是经济发达、人均寿命很高的欧美发达国家，中国连前 50 名都排不进去。这恰恰是由发达国家的人均寿命长所导致的。

这就造成一个很大的麻烦。如果说抽烟喝酒会损害健康、导致癌症，那我们可以不抽烟、不喝酒。但是如果说活得长会导致癌症，我们总不至于为了不得癌症，心甘情愿早点儿死吧？

不过还好，我们或许有一个"后门"可以走：就是通过某种手段，让年龄增长和衰老这两件事分离。也就是让人在年龄渐长的时候，身体还能保持年轻，或者衰老得慢一点儿。这样一来，我们就可以健康地变老了。

## 少吃能减缓衰老

可是，世界上真有这样的"后门"吗？答案是，真的有。这个"后门"就是"少吃"，更学术的说法叫"热量限制"。

在半个多世纪之前，美国康奈尔大学的科学家就发现，如果每天只让大鼠吃六成饱，大鼠可以多活 1/3 的时间——对应到人的寿命，差不多是多活 25 年。这是一个非常惊人的数字。

自那之后，从单细胞生物酵母到低等的无脊椎动物线虫和果蝇，一直到最近的猴子研究，都在反复证明，热量限制确实能够显著延长动物的寿命。

以猴子的实验为例，2017 年的最新数据显示，节食的猴子能活到 40 岁，这打破了猴子世界的长寿纪录。[13]

当然，如果仅仅延长寿命还算不上什么，毕竟，如果疾病缠身，活得太长对自己对家庭而言，可能都不是什么好事。但是，热量限制的神奇之处在于，它不仅延长了动物的寿命，还把动物衰老的过程减慢了。也就是说，节食生活的动物会比同年龄的、吃饱肚子的动物各方面都要年轻一些。不管是肌肉的力量、心脏的功能，甚至毛皮的光泽都是如此。

这一点，对癌症的发病率同样奏效。对猴子的研究发现，节食能让同龄猴子的癌症发病率降低 50%！[14]

至于为什么减少衰老会导致癌症发病率降低，还在研究当中。科学家们提出了不少可能的解释，到底谁对谁错还在争论当中。

但是无论如何，从现在开始就控制自己的胃口，看起来确实是一个很好的健康管理原则。

不过，知道道理和能实际做到之间，还隔着十万八千里。

填饱肚子是深深扎根在我们身体深处的生物本能，不是看了我写的几句话就能扭转的。可能你此时此刻会提醒自己一定要少吃，但是合上书后，照样会吃烧烤、喝啤酒。

我还有一个相当悲观的预测：伴随着食品工业生产出越来越好吃、越来越有诱惑力的食物，节食这个操作只会越来越困难，人类总体的癌症风险几乎看不到下降的可能。

也许，这个延缓衰老的"后门"，还需要开得更大一点。

既然节食能延缓衰老、对抗疾病，如果人们研究清楚节食过程的生物学原理，了解节食到底是如何起到延缓衰老作用的，就可以利用这个方法直接模拟节食的效果了。

一个很有希望的案例是一种药物，叫二甲双胍（metformin）。

这种药物本来是治疗糖尿病的常用药，全世界有超过 1 亿人日常会吃它。后来科学家们发现，二甲双胍进入人体后，会激活人体细胞中代表饥饿状态的信号。换句话说，它能人为模拟出节食的状态。那些常规服用二甲双胍的糖尿病人不仅体重会下降，寿命居然比健康人还要长。

这是不是意味着，二甲双胍这种药物能模拟节食的效果延缓衰老，从而间接降低癌症发病率呢？目前尚未可知。不过，就在 2017 年，二甲双胍被正式当作一种抗衰老药物进入人体临床试验。[15] 我想用不了多久，我们就会知道这个问题的答案了。到那时，衰老这个看起来根本无法控制的健康风险、癌症因素，也许就能被我们很好地控制了。

保持年轻，让自己老得慢一点儿，会成为我们生活方式管理的重要环节。

# 人类抗癌的未来：星辰大海，万水千山

既然癌症是众病之王，是人类面对的顶级难题，那么在看完人类的顶级智慧是如何对抗、解决这个难题后，我们能不能总结出解题过程中的深层逻辑和共性呢？根据这些总结，我们又能否推测出，如果技术继续发展，人类未来可能取得哪些新的进展呢？

## 解决超级难题的逻辑

在前文，我介绍了人类在对抗癌症的道路上发生的三次重大升级：从粗糙到精准，从外力到内力，从一次治疗到终身管理。但这三者不是完全平行，而是有递进关系的。

从粗糙到精准的第一次升级，着眼点是癌细胞本身。科学家们在逐渐深入了解癌细胞的位置、形状、生理特征、基因变异之后，才设计出更精确的手术、药物和药物投送系统去打击它。

从外力到内力的第二次升级，着眼点变成了癌细胞和人体系统的关系。科学家把癌细胞当成人体系统的一个有机组成部分，去深刻理解癌症组织和其他人体器官、组织之间"相爱相杀"的关系，再通过改变人体系统的机能，间接打击癌症。

到了第三次升级，即从一次手术到终身管理时，着眼点就不仅是癌症产生之后的治疗了。科学家们不再把癌症当成一个孤立的疾病去看待，而是把癌症放在一个人的生命周期去看，让癌症远离人类。

回顾这三次升级后可以发现，它们背后藏着更深层的通用方法论，为我们处理其他超级难题提供了很好的解决思路。我将其总结为两点。

第一点，挖掘底层逻辑。

癌症很复杂，癌症的发病原因、进展情况、能不能医治，每位病人的情况都不一样。但如果我们像剥洋葱一样，一层层地深入下去，就可以找到驱动癌症发生和发展的生物学规律，比如基因突变、逃避免疫系统追杀等。这些规律本身在很大程度上有普遍意义。这样一来，我们就能抛开癌症千变万化的表现形式，开发出对抗它的办法。

第二点，坚持全局思维。

我们在挖掘底层逻辑的过程中很容易犯一个错误，就是只盯着某个细节、某个局部，然后想尽办法更好地理解和优化它。这个时候我们要记得提醒自己"think out of the box（跳出局部思考）"，看看是不是还有其他理解难题的维度，跳出局部的问题看全局。这时候，我们就会发现，癌细胞是人体的一部分，癌症治疗是对抗癌症的一部分，癌症这种疾病是人生周期的一部分。

其实，我们平时遇到其他难题的时候，也可以借鉴这两个方法论。反复挖掘最底层的需求和原因，用底层逻辑思考，找到解决问题的关键之处。同时要有全局思维，把问题放在更大的系统里去审视、思考，这样才能找到全新的解决方式。

## 癌症治疗的未来

按照这套方法论,治疗癌症的认知方式已经发生了三次重大升级。在未来,这样的升级仍然会不断发生。我们不妨一起展望一下,未来还有什么可能性。

首先是从粗糙到精确的思路。

我在介绍在这个思路指导下取得的抗癌成果时,不知道会不会让你建立起这样一个印象:只要科学家发现各种癌细胞携带的标志性的基因突变,就可以对症下药,开发出靶向药物来对抗癌症了。

其实,这个印象在逻辑上没有问题,但想在现实中完全实现,还是一件很遥远的事情。以非小细胞肺癌为例,*EGFR* 突变虽然已经相当常见,但其发生率仅占所有患者的30%。也就是说,对应这种突变的靶向药物,不管是易瑞沙还是泰瑞沙,仅仅对这30%的患者有效。

而且,不是所有基因突变都有对应的药物。比如,在癌症患者中出现频率最高的五个关键基因突变,只有 *EGFR* 基因突变是有相对应的药物存在的。

换句话说,尽管把对癌症的认知从粗糙推进到精准的逻辑是正确的,也实实在在地取得了显著成效,但是我们离能对所有癌症进行精确定义、精确治疗还非常远。

更严峻的是,即便已经有了很好的治疗方法,精确预测到底哪些患者用了有效,也是待解决的问题。

前文介绍过的癌症免疫药物欧狄沃和可瑞达可是货真价实的广

谱抗癌药，已经被批准用来治疗十几种不同的癌症。但是科学家们发现，在大多数时候，这两种药只对 20%~40% 的患者有明显的效果。而且，科学家并不知道药物为什么偏偏对这一小部分病人有效。

所以，到底怎么对癌症患者进行更精确的分析和分类，怎么对每一种药物的效用做精确的预测，都是未来需要持续升级的地方。

其次是从外力到内力的思路。

在认识到癌症的发展需要得到人体血管系统的支持，还需要逃避免疫系统的追杀后，科学家们开发出了能针对性地抑制血管新生或者重启免疫系统的药物来对抗癌症。

在未来，这方面的前沿研究肯定还会持续推进。

此外，在激发人体免疫系统对抗癌症的道路上，我们还能走得更远，比如借用人体对抗细菌的方法来对抗癌症。

早在 100 多年前，美国医生威廉·科莱（William Coley）就发现了一个很奇怪的现象：有些癌症患者在经受了严重的细菌感染之后，癌症反而慢慢消失了。科莱认为，这个现象说明细菌感染激发了人体的免疫反应，帮助人体杀死了肿瘤。

现在，科莱的这个思想有了重新复活的可能。科学家们正在研究有没有可能通过药物，激活人体中一个叫作 *STING*（stimulator of interferon genes）的免疫信号，模拟细菌入侵人体的反应。目前，已经有几种这样的药物进入了早期临床试验。[16]

除了挖掘免疫系统的内力之外，科学家还把目光投向了更复杂的肿瘤生存环境。

在肿瘤发生的位置，癌细胞往往会和大量的人体上皮细胞和成纤维细胞交织在一起，形成一个类似人体器官的功能体。在这个局部的环境中，癌细胞和其他细胞之间既有相互压制的关系，也有相互支持的关系，甚至有时候它还可以偷偷改造周围的细胞，帮助自己成长。

那么，有没有可能通过深入理解这个功能体内部的生物学，帮助我们对抗肿瘤呢？

内力的挖掘范围还可以更广泛一点。

人体中生活着大量的微生物，它们被统称为"肠道菌群"。它们的细胞总数量，可能超过人体细胞数量。

最近这些年，科学家们逐渐意识到这群微生物和人体的各种机能都有关系，甚至可以夸张一点地把这些肠道菌群看成人体的一个外来器官。

2018 年，研究者们居然发现，肠道菌群的异常可能会导致肝癌，而肠道菌群的特征还能影响化疗和癌症免疫疗法的效果。[17]

未来，在我们发掘内力对抗癌症的道路上，癌症和免疫系统的关系、癌症和身体微环境的关系，甚至癌症和肠道菌群这个外来"器官"之间的关系，一定会引起越来越多的关注，收获越来越多的惊喜。

## 应用最不彻底的终极武器

最后是第三次升级——从一次治疗到终身管理。

在我看来，这可能是人类对抗癌症的终极武器，也是当前被理解和应用得最不彻底的一类武器。

这是为什么呢？

在对抗癌症的过程中，预防比治疗的效果好，早期治疗比晚期治疗的效果好，这已经成为一种常识。原因很简单，癌症在长期发展之后会积累大量的基因突变，获得各种各样强大的生存能力，这个时候想要对抗它是非常困难的。所以，我们要尽可能对癌症的发生进行预测、预防和预警，将对抗癌症的战线提前，甚至通过生活方式的改善来提升人类整体健康情况，釜底抽薪地对抗癌症。

然而，理解道理很容易，要真正搞清楚哪些指标能够帮我们预测、预防和预警癌症，哪些生活方式能够帮我们提升健康状况、减少癌症发病率，则是非常困难的。在高度复杂的人类生活和人类世界里，几十年前你做了什么、没做什么，和几十年后你有没有得癌症，想要排除所有无关因素，搞清楚它们之间的关系，需要海量的数据和革命性的数据分析方法。

我在前文介绍过一种和乳腺癌、卵巢癌高度相关的基因突变，也就是安吉丽娜·朱莉体内携带的 *BRCA 1* 基因突变；还介绍过一种和宫颈癌高度相关的环境风险，也就是 HPV 的感染。相应地，*BRCA 1* 基因检测、HPV 病毒疫苗，已经成了有效对抗这些癌症的手段。但是，这样成功的例子非常稀有。

除了 *BRCA 1* 基因和它的姐妹基因 *BRCA 2*，其他已知的和癌症高度相关的遗传突变种类用两只手大概就能数得过来。除了 HPV，能够和一种癌症有如此紧密联系的环境风险，人类目前也没有发现几个。

也就是说，虽然从概率上说，戒烟戒酒、少吃咸鱼泡菜、减肥锻炼身体，确实能够有效地降低癌症风险，但是具体到任何一个正在享受生活的普通人身上，科学家们很难明确地告诉他做什么和不做什么，就可以让他的健康水平上升多少、某种癌症的发病率降低多少。换句话说，健康管理在今天仍然是个很粗糙、很不个性化的概念。

考虑到人的本性是喜好享受、厌恶风险，更对几十年后可能产生的癌症风险缺乏直观感觉，粗糙的健康管理能取得的效果就很有限了。

不过，我相信未来的健康管理一定会朝着更精细、更个性化的方向发展。毕竟，人类现在已经有能力利用穿戴式设备、基因检测和大数据分析，对每个人的生物学指标进行更详细和深入的分析。从理论上看，科学家是可以为每个人定制一份能让他开开心心遵从、舒舒服服受益的健康管理方案的。

我相信，走完这趟癌症前沿的探索之旅，你会和我一样，对人类至今所取得的成就感到惊叹，对人类抗癌认知水平和治疗效果的快速升级感到振奋。

虽然人类目前仍然无法从整体上征服癌症，癌症仍然严重威胁着我们的健康，甚至在演化意义上，癌症可能要和人类长期共存下去。但是在很多情况下，癌症已经不再让我们谈虎色变了，已经实实在在地被人类的智慧关进了笼子。沿着升级认知、对抗癌症的道路，人类会在未来持续收获对癌症的一场又一场胜利。不仅能够大大推迟人们患上癌症的时间，还能尽早发现癌症，做到防患于未然；不仅能够有效延长癌症患者的寿命，还能显著提高他们的生活质量。

我很乐观地猜想，在未来的某个时刻，我们自己或者我们的子孙后代，回忆起今天这个对癌症小心翼翼、心惊胆战的时代，会觉得像看神话故事一样不可思议。

在认知和对抗癌症的道路上，我们的目标是星辰大海，我们的脚下是万水千山。

# PART TWO

# 慢病之王：糖尿病

# 第四章 ————
## 从复杂症状到直接病因

## 慢性"凶险"：难以察觉，不可逆转

除了"众病之王"癌症，还有一种随着社会发展越演越烈的疾病，那就是"慢病之王"糖尿病。

在今天的人类社会，全世界有超过 4 亿人身患糖尿病。我们中国更是不折不扣的糖尿病大国，有大约 1.1 亿人患有糖尿病。[1] 这个数字意味着，今天的中国有超过 10% 的成年人被这种疾病困扰，也意味着糖尿病就在你我的身边——你闭上眼睛，数出你最熟悉的十几位亲戚、朋友和同事，他们当中，大概率就会有糖尿病患者。可以说，糖尿病是一种不折不扣的流行病、常见病。

但在很多人看来，糖尿病作为一种慢性病没什么可着急的。毕竟，慢性病就是，身体确实有点事，但又不是大事急事。

但我必须提醒你，糖尿病是一种十分凶险的慢性病。

这是因为，糖尿病患者，尤其是病情长期得不到控制的糖尿病患者，身体会变得千疮百孔、非常脆弱。你能想到的身体器官都可能出毛病，而且很难治疗。此外，如果糖尿病患者同时患有其他疾病，那治疗的复杂性会大大增加，很多常规的治疗手段可能都没法用了。如果患者需要动手术，手术的风险也会因为他们的血管被糖尿病损伤而大大增加。

## 糖尿病为何凶险

首先，糖尿病发病早期难以察觉。当人体的血糖调节机能刚刚开始出现小问题的时候，我们基本察觉不到什么症状。我们经常说，最好在问题刚刚萌芽的时候把它解决，甚至防患于未然，但糖尿病的这个特征让预防和早期干预都变得非常困难。

其次，糖尿病一旦发作，就几乎无法逆转、无法根治。即使在医学如此发达的今天，绝大多数时候，糖尿病患者能够期待的最好结果无非是"控制"——也就是尽量延缓病情恶化的速度。

最后，糖尿病本身并不致命，但是会引发各种致命的疾病，即所谓的"糖尿病并发症"。糖尿病患者如果得不到很好的治疗，几乎一定会在 10 年内患上各种各样的并发症。这些并发症不仅可能发生在全身各处，比如眼睛、双脚、肾脏、血管、心脏、大脑等，而且令人非常痛苦又很难治，甚至连患者的寿命都会受到很大影响。

看到这里，我想你已经明白，为什么我会把糖尿病称为"慢病之王"了。

## 三种错误的心态

对于这么凶险的一种疾病，大多数人还是缺乏足够的重视。我经常会收到糖尿病患者的咨询，他们的态度可以简单归成三类。

一类是满不在乎。"我体检血糖超标，医生让我减肥、戒酒、多运动，但我自己什么感觉都没有啊！工作应酬必须得经常陪客人吃饭喝酒，我也没办法。"

一类是充满幻想。"我这糖尿病，虽然吃药能控制，但是没法根治啊！我听说有个偏方很管用，能不能去试试看？"

还有一类是自暴自弃。"治也治不好，我这血糖看来是没救了。人活着不就是为了痛快吗？我该吃吃、该喝喝吧！"

这三种心态当然都是错误的，但它们反映的问题是非常真实和普遍的。归根结底，这些问题都是因为人们对糖尿病的底层科学和医学规律、对如何预防和管理这种疾病、对这种疾病持续流行的本质原因，严重缺乏了解。

所以，我会和你一起讨论糖尿病——从底层科学的原理，到临床医学的实践，再到日常生活的管理，彻底搞清楚这种"慢病之王"的真实面目和解决方案。

# 血糖波动：人体能量的宏观调控

糖尿病到底是一种什么病呢？

在我看来，糖尿病有一个很有意思的特点——症状非常复杂，但是病因非常简单。

## 糖尿病的特点和诊断标准

医生们喜欢用"三多一少"来概括糖尿病的主要症状，也就是吃得多、喝水多、排尿多，同时体重下降。除此之外，如果一个人长期患有糖尿病，又没有好好治疗和管理，慢慢地还会出现全身性的并发症，影响身体的很多器官和组织，比如视力模糊，皮肤瘙痒，伤口愈合缓慢，并发肾病、足部疾病等。另外，糖尿病患者往往还会出现各种心脑血管系统的疾病，比如高血压和高血脂、心肌梗死和脑卒中（中风）等。

这么多复杂的症状可能已经快把你绕晕了。

但是请注意，在这么多不同症状的背后，糖尿病的诊断标准其实非常单一：血糖指标。抽一管血，看看血液里糖分的浓度，医生们就能下糖尿病的诊断书了。

糖分浓度多少算正常，多少算患病呢？

按照世界卫生组织的标准，健康人在空腹的时候，血糖浓度不会超过 6.1 mmol/L（110 mg/dL）；吃完饭两小时之后，糖分消化吸收进入血液，血糖浓度会有所升高，但是也不会超过 7.8 mmol/L（140 mg/dL）。[2]

如果一个人空腹时的血糖含量超过 7 mmol/L（126 mg/dL），或者饭后两小时的血糖超过了 11.1 mmol/L（200 mg/dL），就可以明确诊断为糖尿病。（更严格地说，这里测量的应该是口服 75 克葡萄糖以后两小时的血糖值。在不严格的情形下，可以用进餐后两小时的血糖值代替。）

你可能注意到了，单就血糖指标而言，健康人和糖尿病患者之间还有个"缓冲地带"（空腹血糖在 6.1~7 mmol/L 之间，餐后两小时血糖在 7.8~11.1 mmol/L 之间）。这种血糖指标介于正常和患糖尿病之间的状态被看作糖尿病前期，也就是介于健康和疾病之间的灰色地带。这种情况我们留到后文再讨论。

糖尿病这种非常简单直接的诊断标准其实说明了一件事：前文描述的糖尿病那么多复杂的症状，都能对应到血糖浓度高低这个非常简单直接的单一指标上。也就是说，那么多复杂症状，归根结底都是血糖上升导致的。

那么，为什么血糖过高会导致糖尿病和"三多一少"的症状呢？要理解这个问题，我们需要先解决两个更底层的问题：

第一，人的血液里为什么会有糖？

第二，血液里的糖是怎么变得太多，多到导致糖尿病的呢？

## 人的血液里为什么会有糖

实际上，不仅人的血液里有糖。放眼地球生物圈，所有复杂生物的循环系统里都有糖。猴子和小老鼠的血管里有糖，鱼类的血管里有糖，就连昆虫的循环系统里也有糖。更有意思的是，这些生物循环系统里的糖本质上都是同一种化学分子——葡萄糖。

要知道，人、小老鼠、鱼类、昆虫，这些生物在进化历史上分开了几亿年甚至更长时间，但它们居然都会在自己的循环系统里储备一定量的葡萄糖。这个事实本身就说明，血液里的葡萄糖一定有着极其重要的生物学功能，即便历经亿万年的自然选择，依然被小心翼翼地保留了下来。

那这种功能到底是什么呢？

我的总结是：血液里的葡萄糖，是生物体进行能量宏观调控的一种手段。

这是什么意思呢？

任何生物体想要生存、发育、繁殖，都需要持续不断地从环境中获得能量的输入。这种需求植根于著名的热力学第二定律，是生命现象的底层约束之一。对于一棵树来说，能量来自阳光；对于一只猫来说，能量来自食物。

虽然获取能量这件任务看起来简单纯粹，但对不同类型的生物来说实现的路径有着千差万别。对简单的单细胞生物来说，获取能量这件事非常直截了当，它只要通过光合作用或者吞噬环境中的养分，把自己喂饱就够了。

但对于比较复杂的多细胞生物来说，它们身体里有大量的细胞，不同的细胞功能还可能不一样，获取能量这件事就变得比较微妙了。

以人体为例。人体有数十万亿的细胞，不同细胞做的事情不一样，因此需要的能量多少不一样，需要的能量类型也可能不一样。而且，人体吸收能量主要靠消化系统，特别是小肠部位，但是人体细胞分布在各个位置。对处于不同位置的细胞来说，被吸收的能量运输过去的时间和代价也可能很不一样。这样一来，人体得进行多么精密的计算和分配，才能保证每个细胞都恰到好处地获得足够且及时的能量供应啊！

答案是，这根本做不到。

我们做个类比，就像一个国家想要决定所有人、所有工厂的生产和消费活动，于是它设立了一个统一的决策机构，来计算这个国家里的所有人、所有的生产和消费单元，每时每刻所需的所有资金和物资，然后分秒不差、保质保量地供给他们——这种操作从逻辑上就实现不了。

那人体到底是怎么解决这个问题的呢？

我继续用经济活动作类比。我们其实可以从现实世界里寻求灵感，一个现成的解决方案就是市场经济制度。在纯粹的市场经济里（请注意，我们讨论的是理想情况下），所有的人类个体和社会单元都在价格信号的指挥下完成自己的生产和消费过程。某个东西贵了，就会有更多的人生产；某个东西便宜了，就会有更多的人消费。价格这个宏观信号能通过市场这只"看不见的手"，让每个人、每家公司都活动起来，各取所需，彼此协作。这样一来，不需要任何全知全能的决策机构，经济活动也能运转得不错。

葡萄糖正是通过一种类似价格信号的宏观调节机制，来保证生物体内每个人体细胞的能量供应。

那葡萄糖是怎么做到这件事的呢？具体来说，葡萄糖本质上是一种富含能量的分子，能够被人体细胞吸收利用，分解成二氧化碳和水分。在分解过程中，它会释放大量的能量供给生命体。因此，人体在血管里储存一定量的葡萄糖分子——一个成年人的血管里总是稳定流动着 5 克左右的葡萄糖——就相当于储存了一定量的能够灵活使用的能量。这些葡萄糖分子随着血液在全身循环流动。如果哪个人体细胞缺能量了，就直接从附近的血液里抓葡萄糖分子来用。

这样一来，人体只需要像监控市场里的价格信号一样密切监控血液里葡萄糖的总体水平，保证它不要太多也不要太少，就足以保证每个细胞的能量供应。

如果血糖浓度在降低，说明身体有很多细胞此时正在从血管里抓取能量，需求大于供给。这时，身体就会提醒我们赶紧多吃点东西，吸收和供应更多的葡萄糖到血管里去。反过来，如果血糖浓度升高了，就说明供给大于需求，身体就会提醒我们停止吃东西；同时，身体会把多出来的葡萄糖从血液里回收、储存起来。因此，只需要维持血糖水平——身体能量的"价格信号"的稳定，就可以保证身体的每个细胞都获取了所需的能量，不多也不少。

你看，借用葡萄糖这么一个分子作为信号，我们的身体就可以实现对能量的宏观调控，既不需要关注任何一个具体细胞的能量需求，也不需要操心到底怎么把能量运送到某个特定的细胞里去。这套系统是不是太省事、太好用了？所以，它在生物进化史上出现之后，迅速被所有生物继承下来，包括我们人类。

## 人体血糖水平如何保持稳定

血糖作为能量的市场化调节手段看起来很管用，可生物靠什么保证血糖能维持在一个合理水平，不高也不低呢？换句话说，生物靠什么保证血液里的葡萄糖能够满足所有细胞的使用，不多也不少呢？这套精密控制血糖水平的机制是什么呢？

从概念上说，要想保证血糖的稳定，需要两套相互制衡的作用系统。

一套系统专门负责升高血糖。如果它检测到血糖太低，就会尽快通过各种办法释放更多的葡萄糖到血液里，让血糖水平升上去。而另一套系统专门负责降低血糖。如果它检测到血糖太高，就会尽快通过各种办法吸收血液里的血糖，让血糖水平降下来。

在人体内部，这两套功能相反的系统其实都处于胰腺内部。或者说得更具体点，是胰腺上一个叫胰岛的特殊部位。在胰岛里有两种功能相反、但是彼此靠近的细胞，分别叫α细胞和β细胞，它们就是负责调节血糖最主要的两套作用系统。

α细胞的作用是升高血糖。如果它发现血糖太低，就会释放一种叫作"胰高血糖素"的化学分子进入血管。这种分子能够增加食欲，增强营养物质的吸收，还能让肝脏释放更多的葡萄糖进入血液，从而让血糖水平快速上升。

与之相反，β 细胞的作用就是降低血糖。如果它发现血糖太高，就会释放一种叫作"胰岛素"的物质进入血管。这种分子的功能和胰高血糖素恰好相反，既会抑制食欲，又能促进血糖的回收，从而快速降低血糖水平。

我用具体场景解释一下这两种细胞是如何工作的。

假设你刚做完剧烈运动，身体能量消耗得比较多，血糖水平太低。α 细胞就会释放胰高血糖素进入血液，让你感到饥饿，想赶紧找点儿吃的填饱肚子，也会让肝脏赶紧多生产一些葡萄糖进入血液。

而当你大吃一顿之后，米饭、面条等食物里大量的葡萄糖被吸收进入血液，血液里一下子有太多葡萄糖，用不完了。β 细胞就会释放胰岛素进入血液，让你的大脑知道自己已经饱了，不要再吃了，同时，让你的人体细胞，特别是肌肉细胞，赶紧把多余的葡萄糖吸收进去，以防有细胞吃得太撑。

无论是在一天之中，还是在我们的一生当中，α 细胞和 β 细胞这两套系统都在持续、频繁地交替开关。它们就像汽车的油门和刹车一样，保证血糖的稳定，保证我们以一个安全的速度在人生的道路上前进。

那问题就来了：既然人体维持血糖平衡的功能如此强大和精密，为什么有那么多人的血糖会太高，甚至高到要得糖尿病呢？这也是我在开篇提出的第二个问题。

其实，通过前面的介绍，你自己大概已经做出判断了。从逻辑上看，大概率是胰岛素这套用来降低血糖的系统出了什么问题，才会让血管里的葡萄糖浓度总是停留在很高的水平。

那这套系统到底出了什么问题？人类又是如何想办法控制和延缓糖尿病发作的呢？我会在后文进一步介绍。

# 疾病分型：一个名字，两种疾病

人体血液里的葡萄糖起到了能量的宏观调控作用，为人体细胞精准提供能量。当这套系统失调，特别是负责降低血糖水平的 β 细胞和胰岛素这套系统失灵的时候，糖尿病就会发生——这么解释糖尿病的发病机理，道理上当然是对的。

但是在历史上，有一个问题始终困扰着试图研究和治疗糖尿病的医生和科学家们：糖尿病人虽然症状类似，但他们看起来好像是很不一样的人，有的年纪轻轻，有的人到中年大腹便便，从他们身上找不到什么共同的发病原因。

为什么看起来毫无共同点的人居然都会得同样的病？

## 两种不同的糖尿病

要理解和回答这个问题，我们得从头说起。

糖尿病是一种非常古老的疾病，在人类文明的幼年时期就已经出现了。早在 3000 多年前的古埃及，医生们就已经在莎草纸上记录过这种疾病。古代中国、古代印度和古希腊的医生们也都曾注意到这种疾病。

古代世界的医生们很早就发现了一个奇怪的现象：出现"三多一

少"症状的人，彼此间的差别特别大，甚至可以划分成两群截然不同的人。一群病人是十几岁的孩子，他们往往会在几岁或者十几岁的时候突然发病；另一群病人是四五十岁的成年人，而且往往是那些养尊处优、大腹便便的中老年人。这两群病人的症状高度一致，都是"三多一少"，但从年龄到生活习惯上，他们好像都没什么共同点。古代世界的医生们给这两类糖尿病患者起了不同的名字，比如"幼年 / 青春期糖尿病"和"老年糖尿病"。但是除了命名之外，他们完全无法理解为什么同一种疾病会光顾这两群截然不同的人。

可想而知，这个现象会让糖尿病的病因解释变得更加复杂：如果是某个单一原因导致糖尿病，比如胰岛素系统失灵，那为什么糖尿病会同时出现在八竿子打不着的两群人身上呢？在医学史上，这个问题一直让医生们非常困惑，甚至让糖尿病的治疗走过弯路。

直到 20 世纪 30 年代，英国科学家哈罗德·西姆沃斯（Harold Himsworth）用一个简单的研究彻底解决了这个问题，才终于把糖尿病的病因解释带入正轨。

西姆沃斯的研究非常直接。既然胰岛素能够降血糖，他就先让一群糖尿病患者喝一杯浓浓的糖水，令他们的血糖水平快速升上去，再给他们打上一针胰岛素。之后，再观察这些人的血糖变化情况。

西姆沃斯发现，症状类似的糖尿病患者之间出现了一个巨大的差异：有一些患者，尤其是年纪小的患者，打了胰岛素之后，血糖很快就降下去了；但是更多的患者，尤其是那些年纪大又大腹便便的患者，打了胰岛素后，血糖下降的程度很有限，甚至毫无效果。

西姆沃斯的这个研究一下子就把两类糖尿病患者给清楚地界定开了，还直接提示了胰岛素系统在不同患者中的不同作用。

以孩子为主的前一类患者，打了胰岛素，血糖就降下去了。这个现象说明他们的人体细胞对胰岛素的响应是没有问题的。这可以反过来帮我们推断出，他们得糖尿病很可能就是因为身体里缺了胰岛素。

以中老年人为主的后一类患者，打了胰岛素，血糖还是没反应。那是不是就说明他们的身体可能对胰岛素的感知出了问题，才导致患病的呢？

在近半个世纪后的1979年，国际糖尿病组织完全接受了西姆沃斯的研究成果，并正式把身体缺乏胰岛素导致的糖尿病叫作"1型糖尿病"，把身体对胰岛素失去反应导致的糖尿病叫作"2型糖尿病"。这种分类方法一直沿用至今。

现在你应该理解了，这两种疾病虽然都叫糖尿病，症状也都包括"三多一少"，但它们的发病原因截然不同。

## 胰岛素和糖尿病的关系

如果从胰岛素系统的角度来分析，我们会更容易理解这两种不同的糖尿病。

胰岛素系统的作用是降低血糖。而为了实现这个功能，胰岛素系统需要两个最基本的功能元件。

一个元件是血糖感受器。这个功能是由 β 细胞来实现的。β 细胞内部会生产并储藏大量的胰岛素，同时，它会持续监测血液里葡萄糖量的高低。如果发现血糖量太高，β细胞就会打开闸门，让胰岛素从内向外释放到血液里。

另一个元件是血糖效应器。这个功能是由人体全身的细胞共同实现的，特别是肌肉细胞、肝脏细胞、大脑神经细胞。胰岛素进入血液之后，会通知身体的其他细胞做好准备——让肌肉细胞赶紧把血液里多余的糖吸收进去，让肝脏细胞赶紧停止生产更多的葡萄糖，让大脑感觉饱了，人会因此少吃东西。这样的多方配合会把人体内的血糖水平快速降下来。

可想而知，血糖感受器和效应器必须联合在一起才能发挥功能，哪个出了问题都不行。从这个角度看的话，1型糖尿病其实是血糖感受器出了问题，而2型糖尿病是血糖效应器出了问题。

我们先来看血糖感受器和1型糖尿病的关系。

其实，早在100多年前，人们就意识到血糖和胰腺这个器官有着密切的关系。有两位德国科学家偶然发现，如果切除小狗的胰腺，小狗很快会出现"三多一少"的糖尿病典型症状。如果解剖糖尿病患者的遗体，特别是1型糖尿病患者，会发现他们身体里的胰腺确实出现了病变。正常人的胰腺，中央部位会有很多一团一团的小细胞形成的结构，也就是我们常说的胰岛。而那些糖尿病患者的胰岛出现了明显的萎缩。今天我们知道，出现萎缩的就是负责生产胰岛素的β细胞，也就是血糖感受器。

因此，在1型糖尿病患者体内，血糖感受器消失，根本无法分泌胰岛素，当然会出现高血糖和糖尿病了。如果给这类患者注射胰岛素，他们的血糖当然就能恢复正常了。

我们再来看血糖效应器和 2 型糖尿病的关系。

我们现在知道，胰岛素要想唤醒不同的人体细胞共同降低血糖，要先找到这些细胞表面的一种特殊蛋白质分子——胰岛素受体。胰岛素和这种受体结合之后，会启动细胞内部各种各样的生物化学反应。相当于大声敲门通知各个细胞："嗨，体内的血糖太多了，赶紧醒过来想办法！"

但是在 2 型糖尿病人的身体里，胰岛素受体的数量显著下降，细胞内部那些负责降低血糖的生物化学反应也变得迟钝，对抗高血糖的效应器就失灵了。也正因为这样，这类患者注射胰岛素之后，血糖下降不那么明显。

理解了胰岛素和两类糖尿病的关系，是不是意味着我们已经了解糖尿病的全部发病原因了呢？

当然不是。在这一层认知的基础上，我们还可以继续发问：

为什么 1 型糖尿病患者的 β 细胞会大量死亡？

为什么 2 型糖尿病患者的人体细胞对胰岛素不再敏感？

我必须承认，这两个问题一直到今天都没有得到彻底的解答，仍然是糖尿病研究重要的前沿领域。在这里，我来简单梳理一下相关的研究思路和进展。

## 1 型糖尿病的发病原因

我们先来看看 1 型糖尿病。

当下的科学认识是，1 型糖尿病，或者至少可以说相当大一部分 1 型糖尿病，其实是一种自身免疫性疾病。

我在癌症部分介绍过，所谓自身免疫性疾病，指的是人体的免疫系统发生了异常，本来应该只攻击外来病原体和人体病变细胞的免疫系统，转头去攻击人体自身的正常细胞。在 1 型糖尿病患者体内，胰腺 β 细胞就是被人体自身的免疫细胞"误杀"的。

那为什么人体自身的免疫细胞会敌我不分呢？

我们目前仍不知道这个问题的最终答案。但从逻辑上看，至少有两个思路是值得重视的。

第一个思路是从被攻击对象入手：为什么敌我不分的免疫细胞只攻击 β 细胞，而不会疯狂攻击所有的人体细胞呢？

很显然，β 细胞上肯定有什么东西被免疫细胞当成了靶子。如果能把这些靶子找出来，也许我们就能开发出一些治疗方案，让免疫细胞找不到这些靶子，从而保护 β 细胞，治疗 1 型糖尿病。

实际上，有一个可能的靶子就是胰岛素自己。β 细胞是人体中唯一能生产和释放胰岛素的细胞，所以，免疫细胞如果只针对胰岛素进行打击，那 β 细胞一定首当其冲。

除了胰岛素之外，生物学家们还陆续发现了一系列蛋白质，也都是 β 细胞特有的，有些还是 1 型糖尿病患者特有的。它们为什么会出现在 β 细胞里面？它们为什么会成为免疫细胞攻击的靶子？我们又怎么保护它们不被免疫细胞攻击？这些都是学术界目前非常热门的研究问题。

第二个思路是从攻击对象入手：为什么人体免疫细胞会敌我不分呢？

在正常情况下，人体免疫细胞在发育成熟的过程中，会进行好几轮非常全面和认真的筛选。所有可能攻击自身的免疫细胞，还没等真正开始活动就会被杀死。这么看的话，人体的免疫系统肯定出了什么问题，才让某些原本不该出生的、以攻击 β 细胞为乐的免疫细胞活了下来。

根据这样的思路，如果我们能搞清楚这些异常的免疫细胞是怎么逃脱一轮又一轮筛选的，就有可能设计出方案提前把它们杀死，或者干脆防止它们出现，从而治疗 1 型糖尿病。

这两个思路已经不仅仅是理论上的可能了，它们正慢慢变为现实。就在 2019 年 6 月，著名的《新英格兰医学杂志》发表了一篇论文，该论文提出了一种预防 1 型糖尿病的全新方法。研究者们在一项小规模的临床研究中发现，给 1 型糖尿病的高危人群连续 14 天注射一种抗体药物（Teplizumab），就能将疾病的发作推迟 2 年，发病率降低 50%。[3]

这个方法的核心就是，这种抗体药物能够特异地识别并结合免疫细胞上一个叫作 CD3 的蛋白质分子，阻止免疫细胞错误地攻击胰腺 β 细胞。

研究者们把这种药物用在一小群糖尿病高风险患者身上——特别是那些亲属患病、自己尚未患病的人。在这种药物的帮助下，1 型糖尿病的出现被大大延缓了。这是有史以来第一种能够有效预防和推迟 1 型糖尿病发病的方案。随着我们越来越了解人体免疫系统的工作原理，能够有效预防和治疗 1 型糖尿病的方法应该会越来越多地涌现出来。

## 2 型糖尿病的发病原因

我们再来看看 2 型糖尿病的发病原因：人体细胞为什么会对胰岛素失去反应？

这背后的原因更加复杂。和病因相对单纯的 1 型糖尿病相比，2 型糖尿病是个复杂的全身性疾病，身体的各种器官组织、细胞内的各种生物化学反应都可能参与其中。

但是，抛开这些细节的影响因素，我们可以从另一个视角思考 2 型糖尿病的起因。

在全世界范围，特别是快速实现工业化的发展中国家里，2 型糖尿病的发病率在最近几十年里飞速上升。以我国为例，1980年，全国 2 型糖尿病的发病率还只有 1%；如今，这个数字已经超过 11%，同时还有近一半的成年人处在糖尿病前期的亚健康状态。[4]

这个观察给我们提供了一个理解 2 型糖尿病的角度——不管它的具体发病原因多复杂，现代化的生活方式都应该是非常重要的致病因素。从这个角度出发进行研究和思考，也许能帮我们真正认识 2 型糖尿病。

# 现代生活：为什么 2 型糖尿病越来越多

不知道你有没有这样的感受：早些年，"糖尿病"还是个很陌生的名词，但是近年来，身边好像有越来越多的人得了糖尿病，而且，绝大多数都是 2 型糖尿病。

## 2 型糖尿病与现代生活

你的感觉没错。前文提过，我国的 2 型糖尿病发病率在过去 30 年间增长了 10 倍。现在，我国的糖尿病患者已经超过 1.1 亿人。

而且请注意，这种快速增长的趋势不仅在中国有。实际上，在主要的发展中国家，比如印度、印度尼西亚、巴西、墨西哥等，都能看到类似的糖尿病暴发的趋势。

这是为什么呢？

正如前文所说，2 型糖尿病应该是一种和现代生活方式密切相关的疾病。这些发展中国家最近几十年时间里快速的现代化进程，可能就是 2 型糖尿病暴发的"幕后真凶"。

那么，所谓的现代生活方式到底有什么问题？这些问题又是通过什么方式导致 2 型糖尿病的呢？

其中一个重要的原因就是肥胖。甚至可以说，肥胖是导致 2 型糖尿病最重要的风险因素。

要理解肥胖和糖尿病的关系，我们可以从两个层面来看。

第一个是关联性证据。大规模的人群研究早就发现，糖尿病和肥胖有非常高的相关性。在世界范围内，超过90%的2型糖尿病患者超重，甚至患有肥胖症。反过来，如果一个人的体重超标、身材走样，那他患上2型糖尿病的概率至少会提高3倍。[5]

关于肥胖和糖尿病之间的相关性，特别有说服力的研究对象是东萨摩亚的岛民。这些生活在南太平洋的岛民祖祖辈辈以打鱼为生，靠海吃海。但是在第二次世界大战之后，便宜的加工食品，如罐头、薯片和火腿，大量进入当地。在过去半个多世纪里，岛民们迅速吃成了大胖子。在那里，超重和肥胖的发生率高达90%，是不折不扣的世界第一。与此同时，2型糖尿病的发病率也增长了约10倍。现在，每2个萨摩亚成年人中就有1个2型糖尿病患者。肥胖和2型糖尿病几乎同时打倒了这群太平洋上的原住民。[6]

当然，两件事总是同时出现并不能说明它们之间一定存在因果关系。想要证明肥胖和2型糖尿病之间的因果关系，还需要更强有力的证据。

这就是第二个方面的证据：因果性研究。实际上这方面的证据也很充分。比如在生物学实验室里，科学家们给小老鼠吃大量脂肪，能让它们在短短几周内变得肥胖。结果发现，这些小老鼠也会出现明显的2型糖尿病症状——血糖升高，而且对胰岛素没有反应。此外，生物学家们通过操作特定的基因让小老鼠天生就容易肥胖，结果，这些天生肥胖的小老鼠也确实更容易患2型糖尿病。这些生物学研究说明，肥胖确确实实是诱导 2 型糖尿病的直接原因之一。

通过类似的研究思路，我们现在已经知道，缺乏运动、吃太多的动物脂肪、压力太大甚至失眠，都和肥胖一样，是 2 型糖尿病的发病原因，只是它们的作用没有肥胖那么大罢了。

需要注意的是，无论肥胖、缺乏运动、吃太多动物脂肪，还是压力太大、失眠，都是现代生活方式的特征。因此，我们可以说 2 型糖尿病的增多是现代生活方式导致的。

## 2 型糖尿病的微观发病原因

但是，"现代生活方式导致 2 型糖尿病"这个解释远不能让人满意。最起码我们得知道现代生活方式，比如肥胖、缺乏运动，改变了人体的什么特性才导致 2 型糖尿病。

但对于这个问题，科学界目前还没有一个统一且有说服力的解释。在这里，我希望和你一起看看，生物学家们是如何试图解决这个问题的。面对很多复杂问题的时候，比起具体结论是什么样的，探索问题的思路和逻辑往往具有更普遍的价值。

我把生物学家们的研究方法总结成三个关键词：相关性、必要性、充分性。这三个关键词也是生物学家们进行分析的"三板斧"。

相关性的意思很简单。假设肥胖是通过一个特殊的事件 X 导致糖尿病，那我们应该看到，只要肥胖和糖尿病发生，X 就会出现，三者之间存在高度的同步，这就叫相关性证据。

那什么是必要性呢？如果你能想出一个办法让 X 不发生，就能阻止糖尿病的出现，那就能证明 X 对于肥胖引起的糖尿病是必不可少的。

而充分性的含义和必要性互补。如果你能想出一个办法直接让 X 发生，结果就会让动物患上糖尿病，那就能证明肥胖通过 X 直接引起了糖尿病。

当相关性、必要性、充分性这三方面的证据同时出现的时候，生物学家们就可以比较肯定地说 X 这个因素非常重要，肥胖很可能就是通过它导致糖尿病的。

我想用一个具体的例子来验证一下。在过去的 10 多年里，有一个解释 2 型糖尿病的新理论获得了不少人的认可，这个理论叫作"内质网应激"理论。[7]

所谓"内质网"，就是每个细胞内部都存在的一个特殊结构，它会参与很多生物分子的生产。"内质网应激"理论的意思是，在某些特殊情况下（比如肥胖），内质网这个细胞机器启动了应急机制，不得不牺牲一些正常的功能（比如感知胰岛素的功能），最终导致糖尿病出现。

这个理论就来自"三板斧"研究。科学家们发现，相比体型正常的小老鼠，肥胖的小老鼠体内内质网应激非常活跃——这是相关性证据；如果用药物人为阻止内质网应激的发生，糖尿病的症状就会减轻——这是必要性证据；如果人为激活内质网应激，可以在正常的动物体内诱导出糖尿病——这是充分性证据。结合三方面的证据，生物学家们就可以确认：内质网应激和糖尿病关系很大。

但是我得提醒你注意，类似的理论只能算是现代生活催生 2 型糖尿病的解释之一。面对复杂的人体和复杂的疾病，我们还远不能说自己已经解释了 2 型糖尿病的完整病因。

特别重要的一点是，除了"内质网应激"这个算是比较主流的解释之外，还有很多个 X 因素都被发现参与了肥胖引发糖尿病的过程，但生物学家们很难判断这么多 X 之间到底有什么关系，它们相对的影响程度又是怎样的。

除了针对肥胖的"内质网应激"理论，对于现代生活的其他特质——缺乏运动、经常熬夜等因素是如何引发糖尿病的，生物学家们也提出了数不清的模型。这些模型看起来都很有道理，细究起来却有很多地方值得推敲。

我必须承认，目前人类对 2 型糖尿病发病原因的研究就处在这么一个相对混乱的历史阶段。这当然不是一个让人很满意的回答，但是人类理解自身、理解疾病的过程往往就是这样，希望和困难并存。

## 2 型糖尿病与生物演化

就事论事地看，人们正在积极地探寻 2 型糖尿病的具体发病机理。但是，如果把这种疾病放到一个更大的时空尺度上看，我们会意识到一件很奇怪的事情：2 型糖尿病这种疾病，感觉压根就不该出现啊！

你想，吃饱肚子、少运动，这不是人类祖先乃至全部地球动物梦寐以求的生活方式吗？为什么我们终于依靠自己的聪明才智建立了人类文明，开始了工业革命，过上了祖先们追求了亿万年的好日子，2 型糖尿病却随之出现了呢？难道生物学规律就不允许我们人类过几天好日子吗？

生物学当然不会专门欺负人类。要想真的理解这个问题，我们得从生物演化的角度来分析。

我们知道，在自然选择的漫长历史上，生物最重要的目标就是保存自己、繁衍后代。只有那些能够存活下来并且成功繁殖后代的生物，才有机会将自己的遗传物质流传下来。

而对地球动物来说，想要生存和繁衍，最先满足的就是身体的能量需求：在任何一段时间里，动物吃下去的能量得大于或至少等于身体的消耗，否则会很快死亡。

但是，在危机四伏的大自然里，食物可不是随处可见，更不是唾手可得的，而能量却始终是生存的刚需。因此，对于所有地球动物来说，想尽办法扩大能量输入、减小能量输出，是唯一的生存之道。

我们现在习以为常的很多习惯，都可能和这个生存目标有关。比如，为什么我们闻到烤肉的香味就走不动了？为什么无论吃得多撑，好像都能再吃一个奶油冰激凌？就是因为烤肉和冰激凌都是富含能量的超级食物，面对它们，我们进化中形成的大脑会天然存在多吃一点、多存一点的冲动。再如，为什么我们吃饱了就不想动，得有强大的毅力才能坚持健身？就是因为运动要消耗能量，而我们的祖先还得留着这些体力抓羚羊、躲避老虎呢！

这就是著名的"节俭基因"理论。[8] 这个理论虽然一直有不少争议（特别是到底哪些基因可以明确被定义为节俭基因），但是作为一个解释性的框架，它是很有说服力的。

按照这个理论，残酷的生存竞争会筛选出一批能够帮助人类祖先特别珍惜能量、特别"勤俭持家"的基因。在漫长的进化历史上，它们帮助我们的祖先储存能量、减少消耗，应对恶劣和多变的自然环境。到了现代世界，这些基因当然遗传给了我们。

但是当人类开始过现代生活之后，问题就出现了。原本攸关生死的节俭基因一下子变得多余且有害了。毕竟，在短短两三百年的时间里，人类突然拥有了好像吃不完的食物，很多人甚至不需要辛苦劳作，只需要敲敲键盘写写字就能获得这些食物（或者购买这些食物的收入）。但是与此同时，我们体内的节俭基因可不知道这一切。它们仍然顽固地让我们继续又馋又懒、多吃少动。这样一来，我们就遭遇了整个进化史上前所未有的、严重的能量过剩危机，而我们的身体完全不知道该如何应对。2 型糖尿病，以及高血压、高血脂等所谓的现代病、富贵病，就这样流行起来。

有一项著名的研究充分证明了节俭基因和现代生活的冲突。

皮马印第安人（Pima Indians）是生活在北美的印第安人。由于历史原因，他们中的一部分生活在今天的墨西哥西北部，仍然以游牧狩猎为生，保持着非常原始的生活方式。而另一部分生活在今天的美国亚利桑纳州，在那里，他们逐渐接受了美国化的饮食习惯和生活方式。自 20 世纪 90 年代以来，科学家们详细分析对比了这两群血缘关系很亲近但是生活方式截然不同的印第安人。他们发现，美国化的皮马人平均比他们的墨西哥亲戚胖 25 千克，2 型糖尿病的发病率更是高得惊人。这显然不是因为皮马人天生就容易患病——他们的墨西哥亲戚就根本不知道肥胖和糖尿病是什么东西——而是因为这些长期需要和饥荒抗争的印第安人身体里储备了节俭基因，而这些基因让他们在面对现代生活方式的时候更加没有抵抗力。[9]

从这个角度看，患 2 型糖尿病的人越来越多，是生物演化和人类文明正面遭遇、进化历史和现代生活"错配"的必然结果。这其实也意味着，对抗 2 型糖尿病，本质上是在和基因赋予我们的本能对抗。可想而知，这一定是一场漫长且艰苦的战斗。

# 临床表现：为什么糖尿病是慢病之王

在前面三节，我从生命科学的角度讨论了糖尿病的本质和病因。而在这一节，我想带你从一个完全不同的角度重新审视糖尿病：在真实世界里，一个糖尿病人如果没有得到及时有效的治疗，他的身体会发生什么变化。从这些变化里，你会容易理解糖尿病为什么被称作"慢病之王"。

不过，我想先强调一下，这一节讨论的主要是 2 型糖尿病的长期后果。这倒不是因为 1 型糖尿病更轻微，反而是因为它更加凶险。对于 1 型糖尿病患者来说，不及时接受治疗——主要就是接受胰岛素注射——几乎就意味着死亡。

## 特点一：发病初期毫无征兆

在我看来，作为慢病之王，糖尿病有三个特别重要的特点。

第一个特点是，这种疾病刚刚发生的时候，人们完全无法察觉。

糖尿病人会出现所谓"三多一少"的症状，但是对于大多数糖尿病患者来说，疾病的早期往往毫无征兆。当"三多一少"出现的时候，他们的病情往往已经比较严重了。

这是为什么呢？

要想理解这个问题，我们需要先来分析一下糖尿病患者为什么会出现"三多一少"的症状。

"多饮"和"多尿"是互为因果的一组症状。本来人体是不希望过多排尿的，因为在自然界中，水分可是和食物同样稀缺的资源。所以，我们的肾脏会尽可能把水分留在人体中，只用最少的液体承载废物并排出体外。多尿症状的出现，是因为在血糖水平过高的情况下，肾脏的功能受到影响，没法全力吸收水分，才会让更多的水分通过尿液排出体外。多尿当然会导致人因为缺水而口渴，从而大量饮水。

"多吃"和"消瘦"也是互为因果的一组症状。你可能直觉上会认为，血液里糖分特别多，人体细胞因此会获得大量的能量，所以人会变胖。实际上恰恰相反，在胰岛素系统失灵的时候，人体细胞压根就感觉不到血糖的存在。宝贵的能量储备血糖无法被正常吸收和利用，反而从尿里白白流失掉了。所以时间一长，人体会进入全面缺乏营养的状态，体重下降和暴饮暴食这两个问题同时出现就不奇怪了。

根据上面的讨论你可能就可以推测出来了，"三多一少"必然是血糖水平非常高且持续了很长一段时间后才会出现的症状。如果血糖仅仅有一点偏高，或者仅仅有那么一两天偏高，都不足以让肾脏的功能、身体体重这些指标被严重破坏，引发那么明显的全身性症状。

那反过来说，糖尿病在真正开始酝酿和发展的早期，是根本无法被人们察觉的。

## 特点二：一旦开始就极难逆转

发病早期毫无征兆、难以察觉，是糖尿病的第一个特点。与之相对的是，糖尿病一旦开始发作，就会进入几乎不可逆的持续恶化状态，这是它的第二个特点。

2014 年的一项大规模研究显示，糖尿病患者一旦发病，疾病彻底缓解和消失的比例只有 0.1%，哪怕部分缓解的也只有 1% 多一点。[10]

换句话说，在绝大多数时候，糖尿病患者打的是一场根本没有胜利可能的战争。可他们必须打起精神参战，只是为了换一个小输当赢的最好结果。

这种不可逆的特性是怎么来的呢？

我们还得从胰岛素系统的工作原理说起。

胰岛素系统调节血糖的过程，其实是一个经典的负反馈循环：血糖升高，促进胰岛素释放，从而降低血糖。这个负反馈循环能够保证血糖总在一定范围内波动，不至于太离谱。

2 型糖尿病的发病过程则恰恰相反，是一个逐级放大的正反馈循环。

在疾病早期，人体细胞"聋了"，无法听到胰岛素的敲门声，无法回收血糖，所以血糖水平居高不下。这是我们已经讨论过的情景。

但是请注意，在人体意识到血糖升高之后，会赶紧通知胰腺 β 细胞生产和释放更多的胰岛素来救急。就像我们敲门后如果没听到回应，会敲得更大声一样。β细胞收到通知，就会开足马力生产胰岛素，弥补人体细胞对胰岛素失去响应的问题。

但是，如果 β细胞长期处在这种超负荷运转的状态下，会不堪重负，甚至死亡。

这样一来，一个逐级放大的恶性循环就形成了：血糖越高，β 细胞工作强度越大，死亡得就会越多；这样一来，身体调节血糖的能力就越差，血糖就会变得更高；而这时候身体就会更加逼迫 β细胞生产更多的胰岛素……你看，在这个正反馈循环的驱动下，糖尿病会朝着越来越严重的方向一路狂奔，无法回头。

而这一路狂奔的结果就是 2 型糖尿病的患者会失去越来越多的胰腺 β细胞，会出现越来越难控制的血糖，会出现非常可怕的糖尿病并发症。一个患上糖尿病 10 年的人，如果对自己的血糖问题不加以管理，出现并发症的概率高达 98%。[11]

如果说"三多一少"是糖尿病吹响了进攻的号角，那糖尿病并发症的出现就相当于敌人在战场上用上了核武器。

在众多糖尿病并发症里，有三种非常特殊：①糖尿病视网膜病变，简称"糖网"；②糖尿病肾病，简称"糖肾"；③糖尿病足，简称"糖足"。这三种疾病是糖尿病患者中很常见的严重并发症，而且它们的发病机理有相似之处。

血管里糖分太多，会改变血液的很多物理、化学性质，比如流动速度、黏稠度、酸碱度等。这些变化积累一段时间后，就会让人体纤细的末梢血管经受不住。这些血管要么破裂，要么阻塞，要么长出新的分叉。如果这些变化发生在眼球，就会引发视网膜损伤、视力下降；如果发生在足部，就会导致血管、肌肉和神经的坏死，甚至导致截肢；如果发生在肾脏，就会引起肾衰竭。

每年都有大量的糖尿病患者因此失明、截肢，或者必须依赖透析才能生活。在中国，有约 30% 的肾衰竭、50% 的失明、60% 的截肢都是由糖尿病导致的。[12]

而这些并发症仅仅是糖尿病恶果的一小部分。糖尿病还会广泛引发其他慢性疾病，比如高血压和高血脂。而在"三高"的共同施压之下，人体的心脏、血管、大脑都更容易出现问题。心脑血管疾病，特别是心肌梗死和脑卒中，就成了糖尿病患者最主要的并发症，是最直接和最严重的健康威胁。全世界每年有近 400 万糖尿病人过早死亡，主要就是拜这些心脑血管疾病"所赐"。[13]

## 特点三：身体和精神的双重负担

糖尿病的上述第二个特点直接导致了它的第三个特点——它会带来沉重的精神负担，甚至是精神疾病。

这背后的道理是可想而知的。和糖尿病的对抗可以说是一场漫长的、琐碎的、毫无胜算的战争。糖尿病患者除了每顿饭都要小心翼翼地查血糖，精确控制进食时间和食物种类，按时服药之外，还要面对疾病总在持续恶化的局面。这对任何一个人都会造成巨大的心理和精神压力。

面对糖尿病，患者往往会出现三种典型的心理反应，而它们无一例外都是有害的。

第一种是轻视和盲目乐观。这种反应往往出现在疾病早期。你别忘了，糖尿病的早期是毫无症状可言的。患者感觉不到身体上的任何异常，单单因为体检报告单上的一个数字就被下了糖尿病的诊断书，一个非常自然的心理就是轻视和忽略。这个阶段的患者特别容易忽视医生的要求，不按时吃药，不好好测血糖，总觉得自己没病。

随着疾病慢慢严重，轻视和盲目乐观的心理逐渐消失，患者往往会出现第二种心理——急躁。很多患者终于意识到自己真的得了病，就觉得要赶紧医治，花多大价钱都没关系。处于这个阶段的患者往往会在求医没看到速效解决方案后，抱着"死马当成活马医"的心态，尝试各种各样的民间偏方、祖传秘方，幻想一夜之间把糖尿病治好。但是不管抱有多大希望，科学研究的结论是很现实的：目前，糖尿病仍然是一种基本不可逆、无法彻底治疗的疾病。

等终于放弃了快速治好的想法，很多患者又会陷入第三种心理状态——绝望和自暴自弃。这种反应也很自然。毕竟，在一场无法胜利的战争中，投降是一个常见的选择。在这个阶段，情绪低落、失眠，甚至想要自杀，都是常见的反应。

这三种心理反应看起来大相径庭，但它们的害处是一样的：让糖尿病患者偏离正确的轨道，不好好吃药打针，不好好检测血糖，不认真记录自己的饮食情况，不听医生的建议，不愿意锻炼身体……所有这些，只会让他们在对抗糖尿病的战场上输得更快。

除此之外，越来越多的研究发现，糖尿病患者患抑郁症、焦虑症等精神疾病的可能性也会大大上升。中国糖尿病患者患抑郁症的比例高达 30%~40%，远远高于抑郁症的平均发病率。[14]毫无疑问，这会让糖尿病的治疗变得更加错综复杂。

## 对待糖尿病的正确态度

发病初期难以察觉；疾病一旦开始很可能就无法逆转；除了各种身体器官的病变，还会导致各种心理和精神异常——这些是糖尿病作为"慢病之王"的核心特征。

那么，这是不是意味着糖尿病没救了？

当然不是。

虽然糖尿病在很大程度上无法逆转也难以治愈，但它是完全可控的。只要采取积极的措施，我们就能把疾病的发展速度和各种并发症的风险控制在完全可以接受的范围内，糖尿病人也可以享受和健康人一样的幸福生活。

已经有大量研究证明，如果糖尿病人能够积极接受治疗，改善生活方式，把血糖严格控制在合理的范围内，其平均寿命和健康人没有区别。

因此，对抗糖尿病，我们既不应该过度乐观和轻视，试图一夜之间取胜；也不应该过度悲观和绝望，觉得人生毫无指望。我们必须以一种全新的疾病观念来对待它：糖尿病虽然不是朋友，但也不是一个必须拼个你死我活的敌人，而是一个我们可以和平共处的邻居。接受它的存在，同时用各种办法保证它不会侵犯我们的生活，才是对待糖尿病的正确态度。

与此同时，做好和糖尿病长期共存和对抗的准备，其实还有一层含义：也许在不久的将来，人类科学和医学的快速进步，能够帮助我们彻底解决糖尿病。我们总需要打起精神，坚持到那一天的出现吧！

# 第五章 ———
## 从传奇药物到理性制药

## 神药传奇：胰岛素的百年进化史

从生命科学和临床医学的角度理解了糖尿病到底是一种什么样的疾病，它的发病原因是什么，以及我为什么叫它"慢病之王"之后，我们再来看看治疗糖尿病的种种方法。

### 胰岛素的作用

提起糖尿病的治疗，大多数人立刻会想到胰岛素。确实，在糖尿病治疗的市场上，销售额最大的品类就是胰岛素。胰岛素可以算是治疗糖尿病的"神药"，因为无论 1 型还是 2 型糖尿病，本质上都是负责降低血糖的胰岛素系统失灵的结果。

但我得说明一下：胰岛素虽然重要，在治疗两类糖尿病中的作用却是很不一样的。

对 1 型糖尿病患者来说，他们身体里缺的就是胰岛素，因此直接注射胰岛素是当仁不让的首选治疗方案。虽然天天打针麻烦又痛苦，但是胰岛素注射确实是挽救他们健康和生命的灵丹妙药。

但是对于 2 型糖尿病患者来说，胰岛素的作用就很不一样了。它起不到立竿见影的治疗效果，更多是以最后一道防线的角色出现在血糖的管理中。这一点并不难理解。既然 2 型糖尿病患者对胰岛素失去了反应，比起注射胰岛素，更应该做的是想办法让人体细胞恢复对胰岛素的敏感度——实际上，医生们确实是这么做的。

但是前文讲过，随着疾病的进展，特别是在疾病发展的晚期，β细胞会出现大量死亡，2 型糖尿病患者也会因此出现胰岛素分泌不足的情况。这时候，注射胰岛素能起到血糖应急管理的效果。所以，很多比较严重的 2 型糖尿病患者和 1 型糖尿病患者一样，也需要每天注射胰岛素。

## 胰岛素药物的诞生

现在，从概念上你已经知道胰岛素可以用来治疗糖尿病。但是在医学实践上，概念和实际应用之间往往有着一道鸿沟。单是知道"胰岛素"这个名词是没法治病的，医生们需要的是安全、好用、方便、便宜、质量可靠的胰岛素产品。

在过去的百年间，胰岛素这个药物经历了翻天覆地的进化过程，才脱胎换骨成今天我们熟悉的样子。

早在 20 世纪初的时候，人们就已经猜到，胰腺，更准确地说是胰腺里面的胰岛，能够分泌一种特殊的化学物质——它的作用是有效降低血糖。当时的科学家在真正找到胰岛素这种物质之前，就已经给这种假想中的化学物质起好了"胰岛素"这个名字。

在全世界科学家反复尝试了一二十年之后，到了 20 世纪 20 年代，加拿大医生弗雷德里克·班廷（Frederick Banting）和他的合作者们才第一次从动物的胰腺里提取出了真正的胰岛素。

1922 年 1 月，班廷等人第一次把他们提取的牛的胰岛素用在一名糖尿病危重患者的身上，并且看到了立竿见影的治疗效果。在那之后，胰岛素迅速成为糖尿病患者口口相传的神药。在那段时期，北美大陆有大量的糖尿病患者慕名前往班廷等人所在的多伦多大学医学院，寻求神药的帮助。[1]

但神奇归神奇，今天的我们回望百年前的研究，其实能看出，当年的胰岛素药物有两个明显的缺点。

第一个缺点是胰岛素分子本身的问题。当年使用的胰岛素是动物的胰岛素，和人的胰岛素有细微的差别。第二个缺点是胰岛素剂量调节的问题。人工注射胰岛素的剂量不好控制，没有人体对胰岛素释放的调节那么精确。

带着这些诞生时的缺陷，胰岛素的百年进化史就此拉开了帷幕。我们甚至可以说，胰岛素的整个进化过程，就是人类逐步克服胰岛素这些缺点的过程。

## 胰岛素第一回合的进化

我们先来看胰岛素的第一个缺点。

在 20 世纪 20 年代，班廷等人最开始从狗身上提取胰岛素，后来改用供应量更大的猪和牛。在那个生命科学发展还很幼稚的年代，提取胰岛素的过程相当血腥、粗糙。人们从屠宰场里把动物的胰腺切割下来，用绞肉机粉碎，然后把胰腺浸泡在化学溶液里提取出胰岛素。再经过多次过滤提纯，这些动物胰岛素就可以投入使用了。

即便步骤简单，在蜂拥而至的患者面前，这种药物生产能力还是很有限。于是在 1922—1923 年，在班廷等人的专利授权下，有两家公司——美国的礼来（Eli Lilly and Company）和丹麦的诺和诺德公司（Novo Nordisk）开始大规模工业化生产胰岛素，供给全世界的患者使用。这两家公司至今仍是全球胰岛素产品无可争议的龙头企业。

你可能会好奇，为什么牛和猪的胰岛素也能替代人的胰岛素的功能并治疗人类疾病呢？这是因为它们的胰岛素和人的非常相似。猪的胰岛素仅仅和人的相差 1 个氨基酸，牛的胰岛素和人的则只差了 3 个氨基酸。因此，对糖尿病患者来说，动物胰岛素其实挺好用的。

但这点细微的差别还是有可能导致某些令人难以接受的副作用，比如有些患者注射了动物胰岛素会引起免疫反应。除此之外，动物胰岛素的来源也是个问题：随着糖尿病人的增加，屠宰场的动物内脏很快就不够用了。有人计算过，按照糖尿病人数量的增加趋势，就算把全世界的猪和牛都用来提取胰岛素也不够用！

因此，胰岛素药物的一个进化方向就是能不能不用动物内脏，直接在工厂里生产出和人体胰岛素完全一样的胰岛素药物呢？

后来有人想出了一个巧妙的办法——让细菌这样的微生物帮助我们生产胰岛素。

具体是怎么做的呢？

在 1955 年，英国科学家弗雷德里克·桑格（Frederick Sanger）在十几年的持续努力之后，测定了胰岛素全部 51 个氨基酸的连接顺序。人类第一次知道了胰岛素分子的全貌，也顺藤摸瓜地知道了人体中负责生产胰岛素的基因长什么样子。

到了 1973 年，美国科学家斯坦利·科恩（Stanley Cohen）和赫伯特·博尔（Herbert Boyer）发明了重组 DNA 技术，能够把不同来源的 DNA 分子通过剪切和拼接程序组装在一起。这样一来，结合桑格的早期研究，一个诱人的可能性立刻就出现了：如果把人的胰岛素基因放到细菌内部，就能让细菌大量生产人的胰岛素分子。

1976 年，在重组 DNA 技术的地基上，美国基因泰克公司成立，并立刻把生产人胰岛素作为公司的首要任务。1982 年，首支利用重组 DNA 技术生产的人胰岛素药物优泌林（Humulin）正式上市。自那之后，重组 DNA 技术生产的人胰岛素产品快速占领了糖尿病治疗市场。在如今的美国和欧洲，动物胰岛素产品几乎被完全取代了。在我们中国，动物胰岛素的市场份额也在持续下降。

利用重组 DNA 技术生产出来的人胰岛素和人体中的胰岛素是一模一样的，而且不会受到动物内脏供应问题的影响。就这样，针对动物胰岛素产品的第一个缺点，胰岛素完成了第一回合的进化。

## 胰岛素第二回合的进化

我们再来看胰岛素的第二个缺点：调节精度远不如人体本身。

人体自身的胰岛素调节机制非常灵敏和精确。在一般情况下，血液里的胰岛素浓度都能维持在一个较低水平，保证血糖的整体水平得到控制。而在一日三餐之后，或者血糖特别高的其他时候，胰岛素又会快速响应、大量分泌，迅速降低血糖水平。

相比之下，注射胰岛素的自我调节能力就差多了。这些胰岛素进入血管之后，一般要一两个小时后才能开始起作用，之后又会慢慢地降解、消失。大约 5~8 个小时之后，患者就需要再注射一针才能维持血糖水平。这样一来，糖尿病患者每天得给自己打上好几针才行。

更大的麻烦在于，这种注射方式会导致血液里胰岛素的含量很难处在理想水平。你想，刚注射进去的时候，病人血管里胰岛素含量肯定是最高的，这时候一不小心打多了就容易导致危险的低血糖。随着时间推移，外来的胰岛素逐渐被分解，变得越来越少，人体对血糖的控制能力也就越来越差。此外，吃饭的时候血糖升得比较快，这时候想打胰岛素控制，又需要等一两个小时才能看到效果。

总之，注射胰岛素虽然能让糖尿病患者的血糖不至于长期处于危险的高水平，但患者的血糖水平其实总是处在不那么理想的状态。

那么，有没有办法模拟人体本身的机制，更加精细地控制胰岛素的作用量呢？

办法是有的。在过去的百年间，有两个不同的思路都取得了成功。一个是改变胰岛素分子本身的性质，另一个是改变胰岛素分子进入人体的方式。

先看第一个思路——改变胰岛素分子本身的性质。

胰岛素是由 51 个氨基酸组成的，其中的每一个氨基酸的性质都会影响胰岛素分子的特点。在重组 DNA 技术用于生产胰岛素之后，人们就可以精确地改变这 51 个氨基酸中的任何一个，由此变换出不太一样的胰岛素来。

有些改变能让胰岛素更容易被吸收利用，注射进人体之后，十几分钟内就能开始起作用。这种所谓的短效胰岛素特别适合在饭前使用。患者注射完之后吃饭，血糖就不会飙得太高。

有些改变则正好相反，能让胰岛素被吸收利用的速度变得特别慢。这种长效胰岛素当然不适合饭前使用，但是因为吸收速度慢，持续起作用的时间就特别长，患者一天打一针就足够了。

把短效胰岛素和长效胰岛素结合使用，就能部分模拟人体原本的胰岛素分泌节奏——吃饭的时候快速上升，其他时间保持稳定。

我们再看第二个思路——改变胰岛素进入人体的方式。

最早的时候，胰岛素是用注射器注射进人体的。但这种需要每天定时注射的药物如果每次都要消毒、装药、注射，既令人痛苦又容易感染。后来人们发明了胰岛素笔，能够把针头的尺寸和疼痛感都降到很低的水平。但不管是注射器还是注射笔，都只能每次注射固定的剂量，并没有解决胰岛素剂量灵活调节的问题。

在那之后，科学家发明了所谓的胰岛素泵。胰岛素泵本质上仍然是一套微型注射针头，能把胰岛素注射到人体内。但是在电脑程序的控制下，它可以从某种程度上模拟人体正常的胰岛素释放模式。

正常人不吃不喝的时候也会有少量胰岛素分泌——类似地，这套注射装置能够每隔几分钟缓慢地释放微量胰岛素进入人体。正常人在吃完饭后会迅速分泌大量胰岛素进入血液、降低血糖——类似地，胰岛素泵可以提前设置几个用餐的时间段，保证在那些时间段内大量释放胰岛素，为高血糖做好准备。这样一来，患者体内的胰岛素水平就得到了比较精准的控制。

不管是改变胰岛素分子的特性，还是改变胰岛素进入人体的方式，胰岛素药物都在试图变得更自然、更接近人体原本的作用机制。这正是胰岛素百年历史上第二回合的进化。

今天市场上最先进的胰岛素产品，都是这两回合重大进化的结果。

## 胰岛素进化的未来

那么，胰岛素药物的两个重大缺点是不是已经被完美克服了呢？

既是，也不是。

说是，是因为现在市面上的胰岛素产品确实已经能够在药物本身的特性、药物的作用方式上，更加接近人体的胰岛素调节机制。现在，有上亿人依靠这些胰岛素药物，能够尚算健康和自由地生活着。在我看来，这是生物医学家在过去百年间对人类最大的贡献之一。

说不是，是因为这些方法不管看起来多么精密，毕竟和人体原本的胰岛素系统相去甚远。而且每天打针或者戴着胰岛素泵是一件挺麻烦的事情，一不小心还会发生各种感染。

那有没有什么办法能造出完美的胰岛素产品，能像人体的胰腺β细胞一样精确调节血糖、控制糖尿病呢？这个事关人类重大健康问题的前沿研究，我会在下一节详细展开探讨。

# 胰岛再造：未来可期的希望之光

我们已经开发出了相当完备的胰岛素药物，但它们最大的问题在于：无论如何也做不到像人体的胰腺 β 细胞那样，实时监控血糖水平，对血糖的任何微小波动都做出及时反应。

这种差异并不致命，却实实在在地影响生活质量。

打个比方。一个健康人如果饿了，随时随地可以吃块奶油蛋糕或者巧克力饼干充饥，不用担心血糖飙升，因为他的 β 细胞能在几分钟内做出反应，让血糖恢复到正常水平。但是对一个糖尿病患者来说，他的每顿饭、每次进食都需要精打细算。他可能需要提前计算好一份甜点的含糖量，提前半小时给自己打一针合适剂量的胰岛素，才敢放心去吃。更多情况下，糖尿病患者根本就不敢放开了吃东西。

## 人工胰腺

要想真正解决这个问题，一个比较直接的思路就是改造胰岛素泵，让它同时具备两个功能：既能精确地监测血糖水平，还能根据血糖水平自行调整胰岛素的用量，也就是所谓的"形成闭环"。这样一来，这个机器就可以完全自动地为人体提供合适的胰岛素，患者不再需要每天扎针，也不需要小心翼翼地规划每顿饭的时间了。

这就是所谓"人工胰腺"的概念。全世界第一款上市的人工胰腺产品来自美国美敦力公司（Medtronic）。这家公司生产的代号为"MiniMed 670G"的产品在 2018 年正式上市，目前已经有接近 20 万的 1 型糖尿病患者正在使用。[2] 这款产品应该也会在近期登陆中国市场。我想，在未来几年，应该还会有不少类似的产品陆续上市。

但是请注意，目前这些产品的适用对象主要是 1 型糖尿病患者。不过我们有理由相信，它们经过改进后，应该也能用来帮助 2 型糖尿病患者。

## 混合胰腺

那"人工胰腺"就是我们期待的完美解决方案吗？可能还不是。

不管人工胰腺能做到多么精确、小巧和便携，它仍然只是冷冰冰的机器，机器该有的缺点它一个都少不了，比如可能出现机械和电子故障，长期佩戴可能会引起感染，在很多场合仍然需要人来操作和定期校准，等等。

这个倒不奇怪。我可以很自信地下个判断：放眼当今世界，在任何场合，人类制造的机器都没有能力在功能和可靠性上超越经历亿万年进化的生物体。人工胰腺也不会例外。

那么，有没有办法真的给糖尿病人做一个新的生物胰腺呢？

实际上，给糖尿病人换一个好用的胰腺是个非常老派的思路。

早在半个多世纪前的 1966 年，美国人就做了世界上第一例胰腺移植手术，把尸体上获得的胰腺移植给糖尿病人使用。在过去 30 年里，美国先后有超过 3 万人接受了胰腺移植手术或者效果类似的胰岛移植手术。[3]

胰腺移植当然好，但是和所有器官移植手术一样，它的麻烦也很多。一个棘手的问题就是，由于缺乏充足的器官捐献者，病人往往要等待一两年才有机会找到配型合适的胰腺。这就从根本上限制了这项技术的应用范围。同时，为了防止人体自身的免疫系统杀伤外来的胰腺，也就是所谓的"异体排斥"，患者还需要长期服用抑制免疫系统功能的药物，身体状况很难说理想。

为了避免胰腺移植手术的这些问题，最好的办法是在避免胰腺移植的条件下，让糖尿病患者拥有一颗功能正常的新胰腺。

这个要求看起来自相矛盾。不做移植，怎么可能获得新的胰腺呢？其实，如果放宽对胰腺的定义，我们也许真能找到解决方案。

为了说明这个可能性，有一个开发相对成熟的案例值得仔细讨论一下。美国加州一家叫作 ViaCyte 的生物技术公司，发明了一个用多孔薄膜材料做成的装置。这个装置看起来就是一个几厘米大小的方盒子，能够通过小手术安放到糖尿病患者的皮下组织里。当然，盒子是不会治病的。在做手术之前，医生们会在实验室里培养一大批胰腺细胞装在这个盒子里。等移植手术完成，盒子里的胰腺细胞就可以生产和分泌胰岛素了。

这个装置的巧妙之处在于，多孔薄膜材料让血液里的糖分可以很容易地进入盒子，告诉盒子内部的胰腺 β 细胞，血糖太高了，快想想办法。β细胞分泌的胰岛素也很容易离开盒子，到全身各处发挥作用。与此同时，人体的免疫细胞因为个头太大钻不进盒子，没法攻击胰腺细胞，自然不会引发异体排斥的反应。

这个盒子从任何角度看都不像胰腺，但它确实在很大程度上模拟了胰腺监测血糖、分泌胰岛素的功能，也避免了胰腺移植手术的麻烦。

相比纯机械和电子设备驱动的人工胰腺，我想这种产品应该可以叫作"混合胰腺"。在这种产品里，人体胰腺细胞负责生产胰岛素、模拟胰腺的功能，而人工材料帮助保护和支持这些胰腺细胞的生存。

2015年，ViaCyte的产品开始进入临床试验。在未来几年内，我们应该就会知道这项技术是不是真的像早期研究里展示得那么充满前景了。[4]

当然，就算这个产品失败，这个思路还是有价值的。至少它提示了一个很有想象力、很有价值的研究方向——将体外培育的胰腺细胞和人工材料结合起来模拟胰腺功能。我期待会有更多人投入这个方向，发明出更微型、更安全、更有用的混合胰腺。

## 生物胰腺

从人工胰腺到混合胰腺当然是一次巨大的飞跃。沿着这个思路继续推演一下，我们有没有可能不使用任何人工材料，给糖尿病患者制造一个属于他们自己的、全新的、彻底的生物胰腺呢？

这个目标当然更理想，但更加难以实现。

我们需要克服的首个障碍就是，怎么重新制造大量胰腺细胞呢？

请注意，"制造大量胰腺细胞"这件事，我们每个人的身体都做过一次。在我们从一枚小小的受精卵发育成人的过程里，受精卵细胞会持续分裂，最终孕育出有几十万亿个功能和形态五花八门的人体细胞，其中有一小部分就是胰腺细胞。

但是在人的一生中，这样的事情只会发生一次。在生长发育完成之后，人体的绝大多数细胞就失去了持续分裂繁殖的能力。这也是糖尿病患者一旦失去 β 细胞，就再也不能重新恢复的原因。

但值得庆幸的是，在 21 世纪初，日本科学家山中伸弥发明了一种方法，能够把人体已经失去分裂繁殖能力的细胞重新转变成可以持续分裂繁殖的干细胞。这就是近十几年非常火热的"诱导多能干细胞"技术。

利用这项技术，我们可以直接从糖尿病患者身上，比如从口水或一根头发里采集一些细胞，再把这些细胞重新变成干细胞。在合适的条件下，这些干细胞就能重走一遍人体生长发育的过程，为我们持续大量地生产胰腺 β 细胞了。

2014 年，美国哈佛大学的科学家道格拉斯·米尔顿（Douglas Melton）利用这样的思路，真的在实验室里培养出了大量的 β 细胞，也证明了这些 β 细胞在重新进入动物体内后，能够像正常的 β 细胞一样工作——监测血糖，分泌胰岛素。[5]

请注意，这些 β 细胞归根结底是患者本人的一部分——它们可能是从患者的头发或者口水提取出来的。所以，如果把这些细胞重新移植回患者体内，它们就像是回家一样，根本不存在器官移植的异体排斥问题。

这种治疗方式看起来很诱人，但我得提醒你，除了培养大量胰腺细胞这个技术难点，纯生物胰腺还有一个技术困难：怎么保护这些胰腺细胞，让它们能长期生存？

我们已经知道，1 型糖尿病可以说是一种自身免疫性疾病——患者体内的免疫细胞敌我不分地杀死了大量 β 细胞，从而导致糖尿病。你可以想象出来，哪怕我们利用患者自身的细胞成功制造了一个新的胰腺，这个新胰腺一旦进入患者体内，同样会被免疫细胞疯狂攻击。那么，这个辛苦得来的新胰腺不就很快又废掉了吗？

所以，在制造新胰腺的过程中，我们还得考虑怎么保护它。

前文提到的 ViaCyte 公司的黑科技——装细胞的多孔薄膜盒子，能不能用来保护新制造出来的胰腺呢？

这个思路应该是有帮助的。除了多孔薄膜，还有不少科学家在试图研究其他类型的保护材料。这些材料的作用很明确，就是给新生的胰腺细胞提供一层额外的防护，让免疫细胞无法接触和攻击它们。

这是一个很有前途的研究方向。我认为，在未来 10~15 年，甚至更短的时间内，这项技术应该就会进入大规模的临床应用。

## 升级版生物胰腺

除了使用人工材料作为保护，我们有没有办法做得更"纯生物"一点，为糖尿病患者生产、移植、保持一颗百分之百纯天然的新胰腺呢？

很遗憾，目前我们真没有找到什么好办法。但是从逻辑上考虑，这样的办法应该是存在的。

我们现在知道，即便是长期患病的 1 型糖尿病患者体内，还是会有一些 β 细胞能够非常侥幸地存活下来。如果我们能够深入研究这些幸存的 β 细胞的特点，看看它们和那些被杀死的同类有什么区别，也许就能想出办法来定向改造新的胰腺细胞，让它们躲开免疫细胞的攻击，存活下来。如果这个技术能实现，那 1 型糖尿病患者获得的就不仅是一颗新胰腺，而是一颗升级过的、更坚强的胰腺了。

当然，这个思路目前仍然非常粗糙，还停留在基础研究的范畴里，我们大概很难在 10~15 年内看到它的大规模应用。但是在更长远的未来，这种纯个性化、"纯天然"的技术一定会有最广阔的应用前景。

一旦这项技术取得突破，1 型糖尿病患者就会第一次真正获得和健康人一模一样的血糖调节能力。不管是从人类健康的角度还是从产业发展的角度看，这可能都是一场真正的革命。

# 二甲双胍："炼金术"一般的药物

　　胰岛素是治疗糖尿病的重要武器，但是在两种糖尿病中的地位不太一样。对 1 型糖尿病患者来说，胰岛素就是不折不扣的救命药；而对于 2 型糖尿病患者来说，胰岛素主要是常规方法失灵之后的 Plan B（备选方案）。

　　既然是 Plan B，那 2 型糖尿病的治疗自然有个 Plan A（首选方案）。在绝大多数场合，这个 Plan A 是一种名叫"二甲双胍"的药物。

　　几乎在全世界所有医院，二甲双胍都是 2 型糖尿病治疗的标准方案。全世界每天有超过 1 亿人使用这种药物控制血糖。即便有大名鼎鼎的胰岛素在前，二甲双胍也是不折不扣的糖尿病"第一药"。[6]

## 二甲双胍的诞生

　　二甲双胍是怎么来的呢？

　　在很多人的印象里，药物应该是这么被发明出来的：人们先是发现了一种疾病，然后搞清楚导致这种疾病的生物学原因，再据此设计出解决问题的药物。比如，前文介绍的胰岛素的诞生就符合这个逻辑。

但是，在现实中，有太多药物出现的路径是完全相反的。人们先是偶然发现一种东西似乎能治病，然后慢慢地分离出当中起作用的化学物质，最后才渐渐搞清楚这种化学物质到底是怎么起作用的。这些知识逐渐积累，最终才能帮助我们对药物进行升级改造。

一些你很熟悉的常用药物，比如青霉素、阿司匹林、麻黄碱，都是这样出现的。二甲双胍也是如此。

二甲双胍最早的源头是一种叫作"山羊豆"的欧洲植物。在19世纪末，美国人把它引进美洲大陆，想作为一种牧草推广。没想到，牲畜吃了山羊豆以后特别容易生病死亡。很快，山羊豆就被美国政府列入有毒植物的名单中。之后的研究发现，山羊豆里含有一种叫作"山羊豆碱"的化学物质，能毒死牲畜。而它之所以有毒，是因为它能够特别剧烈地降低血糖。

很自然地，这种被牧民抛弃的植物，被研究糖尿病的科学家给捡了回去。他们当然希望搞清楚，山羊豆碱这种东西是不是可以用来治疗糖尿病。

在那之后的几十年里，化学家们陆续合成了一批山羊豆碱的类似物并且研究了它们的降血糖能力，大名鼎鼎的二甲双胍就是其中之一。

二甲双胍的诞生时间是1922年——你可能还记得，胰岛素也同样诞生于1922年。

这个历史巧合让我们不得不感慨一句"既生瑜，何生亮"——胰岛素的出现彻底掩盖了二甲双胍的光芒。后者迅速被人遗忘，直到1956年才重新被一位法国医生发掘出来，而在2005年它才被国际医学界接受作为 2 型糖尿病的首选用药。要知道，这时候距离它被发明的时间已经过去了 80 多年。

## 谜一般的二甲双胍

看到这里，你可能会有一种感觉：这也太巧了吧！

如果不是恰好有这么一种能吃死牲畜的毒草，如果不是恰好有这么一位法国医生重新发掘了二甲双胍，治疗糖尿病的第一神药岂不是压根就不会被发现？难道要治疗一种像 2 型糖尿病这样的世界性流行病，人类居然没有什么可靠的手段发明药物，还得寄希望于偶然，寄希望于奇迹吗？

尽管不太情愿，我还是不得不承认，这种质问是很合理的。

二甲双胍就是一个典型的例子，它时时刻刻在提醒我们，人类生物医学研究仍然处在非常初级的时期。除了二甲双胍的发现纯粹出自偶然，更让人类生物医学研究者感到羞愧的是，我们至今都不能彻底搞清楚它到底是怎么起作用的。

平心而论，这不是医生和科学家们没有下功夫。在过去二三十年里，有大量的研究都在试图解释它的作用机制。

很多人认为，二甲双胍主要的作用位置在人的肝脏。它能有效地阻止肝脏生产更多的葡萄糖进入血液，从而起到降低血糖的效果。更具体地说，二甲双胍很可能是通过激活一个名叫 AMPK 的蛋白质分子，起到抑制葡萄糖生产的作用的。这个解释在过去 20 年里占据了主流地位。[7]

　　但是，这种先看到现象、再寻找解释的研究路径其实很不可靠。就像那句俗话说的，你手里有一把锤子时，可能看什么都像钉子。当人们知道二甲双胍能降血糖之后，所有和血糖有关的东西看着都像是二甲双胍的靶子。除了 AMPK，过去十几年里科学家还提出了好几个解释二甲双胍作用机制的模型：认为它能恢复人体细胞对胰岛素的敏感性，认为它能调节线粒体的活动性，甚至认为它能够影响肠道菌群，等等。

　　这些解释每一个单看都能自圆其说，但如果放在一起，问题就产生了：这么多作用机制，到底哪个才是主要的？或者哪个都不是主要的？真正主要的又是什么呢？至少现在看来，AMPK 模型不见得是最重要的机制。因为人们发现，即便动物体内没有 AMPK 蛋白，二甲双胍仍然能够有效地降低血糖。

　　也就是说，这种神奇药物真正的作用机理，还隐藏在迷雾里等待人们去发现。

## 现代生物医学的炼金术色彩

　　为什么搞清楚二甲双胍的作用机制如此重要？

　　这是因为，面对这种偶然得来的神药，如果我们搞不清楚它到底是怎么发挥作用的，我们就没办法照葫芦画瓢，复制二甲双胍的成功。想要开发一种和二甲双胍类似，但是更安全、更有效的药物，就成了痴人说梦。

　　我用炼金术打个比方。中古时代的炼金术士的日常工作就是把各种化学物质混在一起，煮一煮，烧一烧，看看能变出什么全新的化学物质来。当然，今天的我们知道，再怎么炼，他们也炼不出黄金——这违反了基本的物理化学原理。但就算他们真的偶然炼出了什么宝贝，这种成功也几乎无法复制，因为如果缺乏对实验条件的严格记录，缺乏对化学反应的深刻理解，这些炼金术士们根本就不知道自己是怎么成功的。

二甲双胍的例子就特别生动地说明了这种"炼金术式药物"的麻烦。同样是诞生在 1922 年，胰岛素的发现有着坚实的生物学基础，而它已经经历了两个回合的进化，有了脱胎换骨的变化。而从有毒牧草开始，被偶然发掘出来的二甲双胍还是二甲双胍。今天人们吃到的二甲双胍，和 1922 年首次被合成出来的二甲双胍毫无区别。

更让人沮丧的是，在药物开发领域，像二甲双胍这样的"炼金术式药物"并不是绝无仅有的。阿司匹林、治疗抑郁症的药物氯胺酮，以及很多种效果很好、历史悠久的药物，人们就是搞不清楚它们完整的工作原理。现代生物医学尽管已经高度发达，但是仍然无法摆脱浓重的炼金术色彩。在很多时候，想要获得救命药物或者研究清楚救命药物的作用机制还是得祈求运气。

## 二甲双胍送来的"彩蛋"

当然，对于今天的大多数糖尿病患者来说，这个麻烦也许无关痛痒——毕竟，二甲双胍这种药物本身已经足够好用，也足够安全了。实际上，他们的好运气不止于此。

在二甲双胍进入市场之后，世界各地的医生陆续观察到一个奇怪的现象：按时服用二甲双胍、血糖得到很好控制的糖尿病患者，似乎寿命比健康人还要长那么一点点。而且这些人患癌症、患心脑血管疾病的概率似乎也降低了。[8]

这就有点让人难以理解了。一般来说，2 型糖尿病会让人少活8~10 年。就算有药物能够有效控制病情，病人的身体状况总是不如健康人的吧！实际上，除了二甲双胍，使用别的降糖药物的患者并没有表现出上面的"奇怪现象"。偏偏这个从天而降的二甲双胍，似乎能让病人活得更健康。

你看，"炼金术"也不完全都是坏事，除了制造迷惑，有时候它还会给我们扔个彩蛋。

当然，生物医学研究者们肯定不满足于彩蛋。搞清楚为什么二甲双胍能治疗糖尿病、能抗癌、能治心脑血管疾病、能延长寿命，都是非常重要的科学问题。

现在看来，至少有一个理论似乎是有点道理的——二甲双胍吃下去之后，能够模拟少吃的结果。

人们很早之前就知道，少吃，只吃六七分饱，确实能够显著延长寿命。这件事已经在各种动物模型中得到了确认。从虫子、老鼠到猴子，只要少吃，都能活得长久，而且健康状况会有很大改善。因此，如果二甲双胍确实能够模拟少吃的效果，那它延长寿命的作用也就很好理解了。

当然，不管是否能搞清楚背后的道理，至少二甲双胍看起来是一个安全的延寿方法。就在过去几年，美国先后启动了几个小规模的临床试验，看看健康的老年人定期吃二甲双胍是不是真的可以延长寿命。这些试验的结果在未来几年内应该就会陆续揭晓。[9]

　　当然，有不少人已经等不及了。我看到一篇新闻报道，在硅谷，吃二甲双胍已经成了一种风尚。[10] 不过，我想提醒一句，截至目前，二甲双胍还是一种治疗糖尿病的处方药物，也有不少副作用，比如可能会导致腹痛腹泻、恶心呕吐等胃肠道反应，可能会加重肾功能有问题的人的疾病。所以，我可不建议你随便去吃。

# 理性制药：科学指导的药物设计

二甲双胍这种药物，最初来历很偶然，作用机制很糊涂，未来发展方向还有些不那么确定，但它偏偏是治疗 2 型糖尿病不可或缺的首选药物。如果疾病治疗都要这么依靠运气，那生物学家和医生们真要说声"惭愧"了。

幸好在 2 型糖尿病的治疗中，除了有二甲双胍这样的"炼金术"药物，还有更多药物来自踏踏实实的基础生物学研究。

我在这里介绍两个具体的案例：一个是从血糖调节系统的最开端入手，一个是从血糖调节系统的最末端入手。这两个案例，分别带来了当今糖尿病治疗过程里非常重要的两类药物。

## 案例一：从血糖调节的开端入手

先来看第一个案例——科学家们如何针对血糖调节过程的最初始阶段，开发治疗 2 型糖尿病的药物。

看前面的讨论，你可能觉得自己已经很熟悉胰岛素调节血糖的过程了。但是早在 20 世纪 60 年代，生物学家们发现了一个特别反常识的现象。这个现象告诉我们，血糖调节远没有那么简单。

生物学家们测试了两个让血糖升高的方法：一个是给人吃馒

头、米饭这样的主食，这样人体就可以消化、吸收食物里的葡萄糖；另一个是把葡萄糖直接装进注射器，注射到人的血管里，直接提高血糖。你猜猜哪种操作会更好地促进胰岛素分泌？

答案是前者。

这个结果和我们一般的设想可不太一样。你想，吃下去的食物要先经过消化系统的破碎、消化、吸收，才会变成血管里的葡萄糖。通常来说，这个过程要持续一两个小时。而注射葡萄糖进入血管的话，血糖可是立刻就会飙升的。按理说，吃东西刺激胰岛素分泌，应该比注射葡萄糖的效果慢得多。

不合常理的现象，在科学史上往往是重要发现的前奏。这一次也不例外。

我们再仔细想想这个反常识的发现。把食物吃进肚子里，经过消化系统的消化吸收变成葡萄糖，这个漫长的过程反而能快速释放胰岛素；把葡萄糖直接注射到血管里，这个快速提升血糖的办法反倒令胰岛素的释放速度慢得多。

对这种现象的合理解释只能有一个，那就是处于消化、吸收过程中的食物在还没有变成葡萄糖之前，就已经能够唤醒胰岛素系统了。而且，很可能消化系统可以直接激活胰岛素的释放。

在 20 世纪 80 年代末，生物学家们从哺乳动物的消化系统里——更具体点说，是小肠部位——找到了一种蛋白质分子。它由30 多个氨基酸组成，比胰岛素分子还小。每次吃饭的时候，小肠一开始蠕动，这个蛋白质分子就被释放出来。它能精确地找到胰腺β 细胞，督促胰岛素分泌。从某种程度上说，这套信号系统是肠道在通知胰腺：一大波血糖正在路上，请提前做好准备。

这个蛋白质分子叫"胰高血糖素样肽 –1"，英文简称"GLP-1（glucagon–like peptide 1）"。至此，我们知道了人体中存在这么一套肠道直通胰腺的信号系统，它的中介是 GLP-1。

正是因为这套预警系统的存在，吃饭时胰岛素的释放速度比直接注射葡萄糖快多了。

这个科学发现理所当然地会被考虑用来开发药物、治疗糖尿病。既然 2 型糖尿病人对胰岛素的敏感度下降，也就是说，他们体内的胰岛素相对来说不够用，那干脆把 GLP-1 做成药给病人打一针，促进胰岛素快速释放、降低血糖，不就好了？

可事情没那么简单。GLP-1 是一个作用时间窗口极其短暂的分子，它在人体内的半衰期只有短短的一两分钟，很快就会被彻底分解。直接拿它做药，根本就是白费工夫。

## 改造方向一：让 GLP-1 存活久一点

这个时候，理性制药的策略就能发挥作用了：有没有什么方法能让 GLP-1 在人体内的存活时间久一点、作用周期长一点呢？

既然改造胰岛素的氨基酸能让它的效果持续得更长，或作用得更快，同样的办法是不是也能用在 GLP-1 上呢？

没错。药物开发者发现，如果对天然的 GLP-1 进行一点定向的化学修饰，就能让它在人体内的半衰期从几分钟延长到十几个小时，甚至一周。这样一来，2 型糖尿病患者只需要定期给自己打一针就够了。这种经过改进的 GLP-1 也就真正具备了药用价值。

在 2018 年，丹麦诺和诺德公司推出的一天一针的 GLP-1 药物诺和力（Victoza，化学名"利拉鲁肽"）和美国礼来公司推出的一周一次的 GLP-1 药物 Trulicity（化学名"杜拉鲁肽"），全球销售额都超过了 30 亿美元，在临床和市场上都取得了巨大的成功。目前，诺和力已经进入中国市场，而杜拉鲁肽可能也会在不久的将来进入国内。2019 年，诺和诺德公司甚至开发出了口服的 GLP-1 药物，当然大大方便了患者的使用。[11] 这类药物除了能够降低血糖，还被证明能够很好地预防糖尿病人的心脑血管并发症，因此会在糖尿病治疗中有越来越重要的作用。[12]

## 改造方向二：阻止 GLP-1 被降解

针对 GLP-1 的药物开发，还有另一个非常理性的方向。

既然我们知道 GLP-1 在人体中会被快速地降解，那么有没有没办法阻止它被降解呢？比如，如果我们知道是什么东西破坏了 GLP-1，然后有针对性地设计药物阻止它破坏 GLP-1，是不是也能延长 GLP-1 的作用时间呢？

在 20 世纪 90 年代，生物学家们找到了令 GLP-1 降解的元凶——一个叫作"二甲基肽酶"的蛋白质剪刀，英文名叫 DPP-4（dipeptidyl peptidase 4）。在人体中，它能够精确地剪掉 GLP-1 末端的两个氨基酸，让它失去功能。

自那之后，大大小小的制药公司陆续开发出了多种针对

DPP-4 的新药。这些药物能够像钥匙插入锁孔一样，精确地结合 DPP-4 这把蛋白质剪刀，让它不再去破坏 GLP-1。因此，这些药物就和 GLP-1 类似药物一样，能起到促进胰岛素分泌、治疗 2 型糖尿病的作用。

如今，这些药物已经成为 2 型糖尿病治疗的重要候选药物。特别是对那些服用二甲双胍后副作用太大的患者而言，这一类新药成了他们的救命稻草。

由于这类药物实在太多，我就不一一展开介绍了。有个小窍门就是，这类抑制 DPP-4 的药物的化学名称的结尾一般都是"格列汀"（gliptin）。比如西格列汀、维格列汀、沙格列汀，它们都是不同药厂开发的功能类似的药物。

到此，第一个案例就介绍完了。在这个案例里，人类药物开发的目标是血糖调节系统的最开端，也就是胰岛素如何开始分泌的环节。这些研究最终为我们带来了一系列治疗糖尿病的新药，包括 GLP-1 类药物和格列汀类药物。

## 案例二：从血糖调节的末端入手

接下来，我们看看从血糖调节系统的最末端入手，理性制药是如何发挥作用的。

我想先问你一个问题：如果血糖实在太高，得不到控制，最终这些血糖会去哪儿呢？

你可能会想到"尿"，毕竟糖尿病这个名字就已经提示了答案。

确实，糖尿病患者体内的高血糖如果得不到控制，有相当一部分会通过尿液排出体外。

但问题是，如果糖分可以通过尿液排出，为什么糖尿病患者的血糖仍然很高呢？

对于这个问题，一个直接的回答是：血液里的物质其实不会畅通无阻地进入尿液，否则我们的尿液应该红通通的，和血液颜色一样。在尿液生成的过程里，有一个人体器官起到了过滤和回收的功能，就是肾脏。

血液流经肾脏时，肾脏会通过两个步骤生产尿液。第一步是过滤，先把红细胞、白细胞留下，把血液里的水分和水里面溶解的物质过滤出来；第二步是重新回收，把水分里面有用的物质，包括盐分、氨基酸和葡萄糖，给重新提取出来。因此，在正常条件下，尿液里几乎不会有葡萄糖。这本身是一个人体回收利用物质的过程，很有用也很高效。

只有得了糖尿病的时候，血液里的葡萄糖实在太多了，肾脏怎么开足马力都不足以回收所有葡萄糖，甚至肾脏回收葡萄糖的能力也受到了损害，病人的尿液才会出现大量的糖。

不过，因为肾脏里有这套回收血糖的装置，血液里的高血糖也不可能都跑到尿液里被排泄掉，大部分还是会被回收、重新利用。这对于健康人来说当然是件好事，但对于糖尿病患者来说，这套回收装置反而显得有点儿多余。原因很简单，如果没有它，尿液不就可以排泄更多的葡萄糖了吗？血糖不就能降下来了吗？

沿着这个思路，在 21 世纪初，有一批功能类似的药物被开发出来推向市场，比如恩格列净、达格列净、卡格列净——名字带有"格列净"（gliflozin）三个字的，差不多都是这类药物。

这类药物的打击目标是肾脏里负责回收血糖的一种叫作"SGLT-2"的蛋白质（sodium-glucose co-transporter 2）。这类药物进入人体后，SGLT-2蛋白质就会停工，肾脏就不能回收血糖了。过剩的血糖会随着尿液排出，糖尿病人的血糖就降下来了。而一旦血糖得到了控制，糖尿病的后续危害，特别是那些凶险的并发症，当然就能得到控制了。最近几年还陆续有大规模的临床研究证明，格列净类的药物除了能有效降血糖，还能很好地预防糖尿病引发的心血管并发症。可以预见，这类药物在临床应用上的地位会越来越高。[13]

你看，这就是生命科学研究和理性制药的魅力。一旦理解了血糖在人体中更精细的生物学活动规律，我们可以分别在血糖代谢的起点和终点这两个相隔千里的战场上对糖尿病这个敌人发起反击。

# 第六章 ———
# 从单一病程管理到对抗"三高"

## 病程管理（上）：确诊前如何发现和预防

上一章我们讨论了治疗糖尿病的几类主要药物，它们都是对抗糖尿病的重要武器。在这一章，我会和你讨论如何全面展开一场针对糖尿病的战争。请注意，这部分主要讨论的，还是更常见、和生活方式更密切的 2 型糖尿病。

以 2 型糖尿病正式确诊为分界线，我把这场战争分成两个阶段。

第一个阶段是确诊之前，战争的关键词是发现和预防。第二个阶段是确诊之后，战争的关键词是控制和缓解。

这一节，我先讲讲在糖尿病确诊之前，我们如何做到早发现、早预防。

## 重视身体的预警信号

第一个关键词是"早发现"。

看起来，"早发现"无非就是定期检查、提早发现疾病。但实际上，事情没有那么简单，糖尿病的检查是很有讲究的。

前文讲过，糖尿病是一个一旦发病就几乎无法逆转和缓解的疾病。因此，糖尿病开始酝酿但还没有正式发病的时候，就是我们能够干预和阻止它的最佳时间窗口，千万不能错过。

但问题是，我们怎么知道糖尿病是不是开始在自己体内酝酿了呢？

这就要从糖尿病的诊断标准——血糖水平说起。前文提过，有一个"糖尿病前期"的灰色地带——空腹血糖介于 6.1~7 mmol/L，或者餐后血糖介于 7.8~11.1 mmol/L。在这个时候，人体已经出现了健康问题的苗头，正在逐渐向糖尿病发展。

但糖尿病前期不是一个稳定的状态。如果不采取措施，每年会有 10% 的糖尿病前期发展成糖尿病，5 年内就会有超过一半发展成糖尿病。甚至我们可以说，如果不加管理，只要活得足够长，处于糖尿病前期的人早晚会发展出糖尿病来。[1]

但是反过来说，如果在糖尿病前期这个阶段积极采取措施，人们是完全有可能恢复健康，阻止身体滑向糖尿病的。所以，从这个角度看，糖尿病前期是糖尿病真正到来前，身体对我们发出的非常珍贵的预警信号。

因此，我们当然要尽早发现自己处于糖尿病前期的状态，才有时间采取行动。

## 如何做到早发现

你可能觉得，早发现很容易做到，每年公司组织体检都有血糖检查这一项就够了。但你需要注意，常规体检检查的项目往往是空腹血糖指标——这并不是一个特别值得信任的指标。在临床实践里，有超过 70% 的糖尿病前期状况，仅靠空腹血糖这一个指标是根本检测不出来的。[2]

更可靠的办法，是做一个"糖耐量检查"。在这项检查里，一个人要在空腹状态先抽一次血，然后喝下一小杯高浓度的葡萄糖糖水——糖的含量超过两听罐装可乐。在此之后，分别隔半小时、一小时、两小时，有时候还包括三小时，再次抽血化验血糖水平。

你可以想象，喝下去的糖水会迅速被消化系统吸收，进入血液，变成血糖。因此，这个检查方法等于人为地制造出一种超高血糖的状态。这种状态当然会快速动员人体的胰岛素系统来降低血糖。这样一来，通过持续监测喝下糖水之后几个小时内血糖的变化规律，我们就能更好地确定一个人的胰岛素调节系统能不能正常工作。

不过，糖耐量检查也有它的问题，就是麻烦。你不仅要花整整一上午的时间，还得被抽 4~5 次血。而且，那一杯浓糖水的味道也实在是不敢恭维。所以，常规体检中基本都不会包含这个项目。而要让每个人自己抽时间花钱做个糖耐量检查，又费钱又折腾，大多数人会有偷懒或者嫌麻烦的心理。

我们有两个折中的方案可以考虑。

第一个方案是，更容易患糖尿病的人，即糖尿病"高危人群"，应该保证每年做一次糖耐量的检查。这包括 45 岁以上的中老年人、超重和肥胖的人、家族有糖尿病患者的人、血压或血脂异常的人，以及空腹血糖虽然正常但是数值已经偏高的人等。

第二个方案是，做一个餐后两小时的血糖检查。简单来说，就是既不空腹，也不喝糖水，而是正常吃了早饭之后，过 2 小时去抽血化验血糖，看看血糖指标是不是超过了 7.8 mmol/L。你可以把它当成一种粗糙的糖耐量检查。对于糖尿病风险不大的人来说，可以算是一种牺牲了一些精确性，但省了很多时间的替代方案。

## 如何做到正确预防

假设通过检查，我们第一时间发现自己处于糖尿病前期这种似病非病的状态，那预防糖尿病的战役就要立刻打响了。我们的讨论也就进入了第二个关键词——早预防。我们需要及时采取行动，防止自己最终滑向糖尿病。

具体该怎么做呢？

最容易也最有效的办法就是干预生活方式。简单来说，就是"管住嘴，迈开腿"——改善饮食、增加运动、控制体重。

对"管住嘴，迈开腿"这句俗话我们肯定都不陌生，但很多人会下意识地有些畏难情绪。难道我们得拼命节食或者只吃水煮蔬菜吗？难道我们得每天跑一万米，周末再来个铁人三项吗？别紧张，我想说的干预生活方式其实是很温和的。

想要说明改善生活方式对于预防糖尿病的作用，必须提到全世界范围内三项重量级的大规模研究——中国的大庆研究、美国的 DPP（diabetes prevention program）研究和芬兰的 DPS（diabetes prevention study）研究。这三项研究的结论是基本一致的——处于糖尿病前期的人，只需要坚持改善生活方式，就能在很大程度上预防糖尿病出现。

我以中国的大庆研究为例，介绍下这些研究到底发现了什么。

从 1986 年开始，中国的医生们通过大规模的糖耐量检查，从东北大庆地区超过 10 万人的范围内找到了 500 多位处于糖尿病前期的人。医生们给这些人分组，针对他们开展了长达 6 年的生活方式干预。这些措施包括饮食干预，比如鼓励他们多吃蔬菜、少吃糖、少喝酒；也包括运动干预，比如鼓励他们开展每天半小时左右的轻度体力活动，散散步，打扫打扫房间。同时，医生们还会鼓励肥胖的人减肥。

在 6 年的干预措施结束后，研究者们在 2006 年、2009 年和 2016 年分别追踪研究和分析了这些人的健康情况，得到的结论是非常鼓舞人心的：6 年的生活方式干预，让这些高危人群的糖尿病发病率和心血管疾病的死亡率都降低了近一半，而且这个效果一直持续到了 30 年后。各种可怕的糖尿病并发症的发病率，也有大幅度降低。[3]

和大庆研究类似，稍晚开始的美国 DPP 研究和芬兰 DPS 研究也证明了"饮食＋运动"的生活方式调节非常有效。在那之后，对糖尿病高危人群进行生活方式的指导，成为世界各国通行的医疗惯例。

除了改变生活方式，在预防糖尿病的战役中还有什么方法可以采用吗？

有。既然有一系列药物能治疗糖尿病、控制血糖，那同样的药物在糖尿病前期也可能起到作用。以二甲双胍为例，美国的DPP研究就发现：吃二甲双胍片也可以大大延缓甚至预防糖尿病的发生，只不过效果不如改变生活方式那么好。因此，不少国家的糖尿病预防指南中都强调，对于糖尿病前期的人来说，如果单纯改变生活方式的效果不够好，可以考虑结合使用药物。

## 中国人特殊的处理方式

除了上述这些国际通用的糖尿病预防办法，我还想提醒一点：在预防糖尿病方面，中国人可能还需要一些特别的处理方式。

这是为什么呢？

一个很有意思的观察是，中国的糖尿病患者和西方世界的患者可能并不完全相同。比如，在西方世界，绝大多数糖尿病患者都是体重超重、甚至肥胖的人。相比之下，中国的很多糖尿病患者根本就不超重。所以，在中国的大庆研究中，减肥就被放在了相对次要的地位上。而西方世界的DPP和DPS研究都把降低体重当成首要的目标。

　　为什么不同人群的糖尿病会有不同的表现，这个问题至今仍然没有答案。但一个很有说服力的解释是，中国人的饮食结构中碳水化合物的比例过大，我们吃太多主食了。有统计显示，中国人能量摄入的 60% 是碳水化合物，而美国人只有 50%。

　　此外，中国人常吃的米饭、面条、馒头、大饼都是精加工过的淀粉。这些主食进入消化系统后，会在很短的时间内被分解、吸收，变成血糖。一个人吃了一顿典型的中国饭之后，相比啃一块牛排或者全麦面包，他的血糖水平往往会出现更大幅度的波动。而这种剧烈的血糖波动可能是引发糖尿病的重要原因。

　　这样一来，中国人要想预防糖尿病，除了增加运动、控制饮食之外，调整饮食结构——少吃精制淀粉，多吃杂粮和粗粮，多吃蔬菜，就显得格外重要了。

　　此外，在预防糖尿病的时候，中国人在药物选择上也有不同之处。比如，有一种在 20 世纪 90 年代上市的糖尿病药物，叫"阿卡波糖"。它的作用机制是在肠道里抑制碳水化合物的分解和吸收，从而降低餐后血糖水平。这种药物在欧美使用得并不多，因为效果一般，而且副作用大。但是在中国人群中，不管是预防还是治疗糖尿病，阿卡波糖的效果都很不错。[4]

　　这是为什么呢？原因可能还要从饮食结构里找。既然阿卡波糖这种药物的作用是延缓碳水化合物的分解和吸收，那么在吃大米、白面比较多的中国人中，阿卡波糖可能确实会更有作用。

　　总之，要想有效预防糖尿病，中国人需要特殊的干预方式。除了注意改善饮食、增强运动、控制体重这些普适性原则之外，还要尽量少吃精制淀粉做成的食品，多吃对血糖影响较小的粗粮、杂粮，多吃蔬菜。

当然，这些指导原则对于健康人一样管用。如果你想提高健康水平，饮食、运动、体重都是可以持续关注和控制的方面。

## 病程管理（下）：确诊后如何控制和缓解

如果一个人已经被确诊了 2 型糖尿病，该怎么办呢？

关键词仍然有两个——控制和缓解。

具体来说，管理生活方式加上合理使用药物，是控制 2 型糖尿病的不二法门。同时，很多值得探讨的新方法，比如减肥手术、专门设计的新食品等，为我们提供了缓解乃至战胜糖尿病的新曙光。

### 控制的目标是什么

第一个关键词是"控制"。

这个词有两方面的内涵：

第一，控制的目标是什么？

第二，具体该怎么控制？

你可能觉得，控制的目标当然就是控制血糖水平，让它处在合理范围内。毕竟，在治疗糖尿病的过程里，患者确实就是根据自己在不同时间的血糖水平，比如吃饭前、吃饭后两小时、睡觉前等，来不断调整治疗方案的。

但是请注意，血糖值在一天之中的变化幅度很大，也很容易受到各种因素的干扰（比如进食情况），它的短期变化很难反映疾病的长期进展状况。

事实上，糖尿病最重要的控制目标不是每次测量的血糖数值，而是一个叫作"糖化血红蛋白"的东西。

简单来说，糖化血红蛋白就是血液里的葡萄糖和红细胞里负责运输氧气的血红蛋白结合在一起形成的一种化学物质。血液里的葡萄糖越多，糖化血红蛋白就会越多。所以糖化血红蛋白本身就能间接反映血糖高低。更重要的是，由于人体红细胞的寿命大约是3个月，糖化血红蛋白的生存周期也是3个月左右。这样一来，检测血液里糖化血红蛋白的高低，就能反映过去3个月以来，一个人血糖的整体控制情况。

打个比方，糖化血红蛋白这个指标有点像每个季度国家发布的国内生产总值（GDP），能够反映当季的经济运行情况，帮助决策者优化接下来的经济政策。如果每天都要统计GDP变化，一是根本忙不过来，二是经济活动在不同的日子里存在各种偶然的波动，反而没那么好用。

因此，糖尿病控制的终极目标是保证糖化血红蛋白的数值不要太大。在《中国糖尿病防治指南》中，医生们希望把糖化血红蛋白占全部血红蛋白分子的比例控制在6.5%之下。如果实现了这个目标，不仅说明血糖总体被控制得很好，糖尿病产生各种并发症的可能性也会大大降低。

## 如何控制糖尿病恶化

明确了控制目标以后，我们就需要考虑具体的控制手段了。

前文已经介绍过很多能帮助我们对抗糖尿病的手段，比如改变饮食习惯、运动、减肥，以及各种各样的降糖药物等。那这些手段是如何被有效组合起来、发挥功能的呢？

在各国目前通行的临床指南中，糖尿病控制手段的核心特征是分层次、分阶段。

对于任何糖尿病患者，最先需要考虑的疾病控制手段就是改善生活方式——管住嘴，迈开腿，减减肥。这一点和糖尿病预防是完全一致的。

如果第一层次的控制手段，即改善生活方式无法有效控制血糖，那我们就要在保留第一层次手段的基础上，引入第二层次的手段——开始药物治疗。药物治疗的首选方案当然是二甲双胍。只有病人实在无法使用二甲双胍时，医生才会考虑别的药物。

如果第二层次的手段仍然无效，那就引入第三层次的控制手段——保留二甲双胍，再加上第二种降糖药。前文介绍过的"阿卡波糖"，还有名字里带"格列净"字样的 SGLT-2 类药物，都是可供选择的方案。

如果这时候血糖还是没有得到很好的控制，就要进入第四层次——在改善生活方式以及两种降糖药保持不变的条件下，开始胰岛素注射，或者开始使用第三种降糖药物。

实际上，这样的层次堆积可以继续延伸下去。

必须得说，这是一种相当不同寻常的治疗思路。在绝大多数情况下，我们治疗疾病的思路，要么是有一个单一且明确的治疗方案，比如干扰素联合核酸类似物就是治疗慢性乙肝患者最主要的方案；要么是有多种治疗方案，多管齐下，比如癌症，在条件允许的时候，医生们往往会把切除肿瘤、化疗、放疗等多种手段结合起来。为什么在糖尿病的治疗过程中，我们要使用层层推进的策略呢？

这种治疗策略的背后有着非常复杂的原因。从临床医学的角度来看，如果一种治疗方法已经能够很好地起作用，且长期使用的安全性得到了反复确认，就没必要再冒险引入新的治疗方法。与此同时，更重要的可能是公共卫生方面的考量。既然糖尿病是一种需要长期控制的疾病，那不管对具体的患者，还是对一个国家的医疗开支来说，优先普及最便宜、效果也确实不错的手段，比如锻炼身体和服用二甲双胍，当然是最经济、最容易长期执行的方案。

但是，这种层层推进的方案并不意味着一定会带来控制糖尿病最好的效果。临床医学界就有声音认为，与其层层推进，不如在糖尿病早期就用"雷霆手段"，反而能更好地控制病情。围绕这些争议，有不少研究正在进行当中。也许在未来，我们控制糖尿病的策略还会不断改进和完善。

## 激进方案：减肥手术

了解了治疗糖尿病的第一个关键词"控制"后，我们再看看另一个关键词——"缓解"。

所谓"缓解",就是让疾病变轻,甚至变没。

看到这里,你可能有点儿糊涂:前文不是反复强调,糖尿病是一种几乎不可逆转、只会持续变坏的疾病吗?怎么能变轻,甚至变没呢?

没错,糖尿病确实几乎无法根治、不能逆转,不仅在历史上如此,直到今天也是如此。只有极少数病人在发病后,糖尿病会完全消失,而且我们还不清楚他们到底是怎么好的。

但是近年来,有一些研究正在慢慢发掘出这种微弱的可能性。也许在未来,某些全新的治疗方法真能让糖尿病人的病情缓解,甚至完全消失。具体的方向有两个,一个是减肥手术,另一个是专门设计的食物和生活规律。

减肥手术顾名思义,原本是为过度肥胖的人发明的。一般来说,一个人想要减肥理论上并不难,只要减少能量摄入,增加能量消耗,就能瘦下来。但是对于极度肥胖的人来说,想要靠自身的力量减肥是非常困难的,这时候就需要减肥手术来帮忙了。

目前常用的减肥手术主要有四种——可调节胃束带术、胃围绕旁路手术、袖状胃切除术和胆胰十二指肠开关术。它们的共同目标都是让人体的消化系统少吃进去一点食物,少吸收一点营养物质。

减肥手术不仅对减肥非常有效,人们还发现,它对糖尿病也有着非常惊人的治疗效果。有数据显示:超过 80% 的人在接受减肥手术之后,糖尿病得到了彻底缓解。也就是说,他们不再需要打针吃药,就可以和正常人一样生活。[5]

这当然是非常惊人的疗效。所以，近年来有越来越多的糖尿病患者开始考虑接受减肥手术。但是我必须强调，虽然这一手术正在变得越来越安全和可靠，很多时候患者只需要住一两天院，做一个微创手术就能搞定，但指望通过这种手术一劳永逸地解决问题是不切实际的。如果一个患者在病情缓解后重新恢复之前的生活状态，那么大概率还会重蹈覆辙。

同时，有一些缺点限制了减肥手术的大规模应用。比如，减肥手术只能用在特别肥胖的人身上，一个体重正常或者仅仅微胖的人是不能做减肥手术的，而中国这类型的糖尿病患者恰恰很多。再比如，减肥手术之后一段时间，患者得特别小心自己的饮食习惯，吃得太多可能会导致堵塞，甚至泄露；吃得太少又可能因为吸收不够，引起营养不良。

那有没有不做减肥手术，但是能模拟手术效果的办法呢？

可能还真有。说来有意思，为什么做了减肥手术就能同时逆转糖尿病呢？你可能觉得，既然肥胖会引起糖尿病，减肥自然能缓解糖尿病嘛！但是很多研究发现，真正的原因可能复杂得多。

比如，有一个可能的原因是，在做完手术以后，人体胃肠道的激素分泌会受到影响。而这些激素信号会影响胰岛素的功能，逆转糖尿病。如果真是这样，找到这些被影响的激素信号，不就可以不做减肥手术，也能治疗糖尿病了吗？这是近年来一个很重要的研究领域。

## 新曙光：精心设计饮食和生活规律

除了比较激进的手术之外，还有不少人在研究通过更温和的办法缓解糖尿病，比如设计新的食物或者改变进食习惯。目前已经看到了一丝可能性。

在 2017 年，英国科学家完成了一项惊人的临床研究。他们发现，糖尿病患者改吃科学家们专门开发的一种能量极低的纯液体食物，只需要 3 个月，病情就有可能完全缓解。而且，瘦得越多的人，病情得到缓解的效果越好。统计发现，体重下降 15 千克以上的患者中，有 86% 的人彻底摆脱了糖尿病。[6]

无独有偶，在 2019 年 6 月召开的美国糖尿病学会年会上，也有研究者发布了另一项新的研究成果。他们声称，早上尽量吃顿大餐，晚饭尽可能在下午 6 点前甚至下午 3 点前吃掉，就可以更好地控制血糖，从而缓解糖尿病。[7]

当然，我提到的这两项研究，参与人数还很有限，其长期效果还有待进一步观察，距离真正写入世界各国的临床指南被广泛推行，更是差得远。但是它们明确提示了一个未来的方向——也许通过精心设计饮食和生活规律，糖尿病的缓解就可以大范围实现。

# 展望未来：对抗糖尿病，路在何方

在前面的章节里，我们围绕糖尿病这个"慢病之王"讨论了它的致病原因是什么，药物如何开发，以及怎样管理疾病。在这一节，我想为你拓展一下视野，把讨论的范围从个人转变为整个人类社会，把关注点从过去和当下转移到未来，我们一起看看人类最终能否赢得这场应对糖尿病的艰苦战争。

在我看来，人类在对抗糖尿病的战争中需要长期面对两大近乎无解的困境，但同时拥有两条可能的希望之路。

## 困境一：个人力量很难克服本能

在漫长的生物演化历史中，人体习惯的是每天奔波狩猎或者采集野果，饥一顿饱一顿的日子。反过来，人体利用"节俭基因"的机制，尽可能多储存能量、少消耗，才能勉强活下去。

随着农业革命和工业革命的发起，人类终于生产出了足够的粮食，让自己过得舒服一点了。

但这一切发生得太快了！从普遍饥荒到粮食总量过剩，从大多数成年人都得从事繁重的体力劳动，到只需要敲敲键盘就能赚钱，这些变化居然只用了短短两三百年时间就在全世界普遍完成了。

　　这点儿时间在生物演化史上几乎就是一眨眼的工夫。适应了饥寒交迫生活的人体就这样一眨眼进入到一个纸醉金迷的世界，就像一个手无寸铁的人走进枪声大作的战场，根本没有一丁点儿抵抗力。

　　进化本能和生活环境出现了巨大的"错配"。

　　让情况更糟糕的是，现代生活还在进一步顺从和激发我们好吃懒做的本能，进一步加剧这种"错配"。

　　一方面，商家会想办法开发各种各样好吃的食物，满足我们本能对高能量食物的偏好，而这基本就意味着高糖、高脂肪。另一方面，商家会想办法开发各种产品来帮助我们节约体力甚至可以衣来伸手饭来张口，汽车、电梯、外卖、电子游戏，本质上都是这类型的产品。

　　由于进化历史的塑造，人体对这些便利和诱惑是没有什么抵抗力的。即便有少数人能够凭借坚强的毅力一辈子坚持锻炼身体、控制饮食，我们还是得承认，更多的人做不到——而且还有可能越来越做不到。而吃得多、动得少，就是导致 2 型糖尿病暴发的重要原因。

　　人类生存的欲望带来了人类文明，人类文明带来了富足的生活，但人类的身体对富足的生活毫无抵抗力——这么说，难道人类的宿命就是败给糖尿病吗？


## 困境二：外部力量无从下手

　　你可能会想，既然个人控制不了好吃懒做的欲望，能不能靠组织、政府、国家来帮我们呢？能不能由它们出面管控商业活动，甚至指导我们的生活方式，来帮助我们对抗糖尿病呢？

这个思路看起来似乎是顺理成章的。

打个比方，毒品会让人成瘾，还会引发一系列的个人健康以及公共安全问题，所以必须由政府来实施严格的监管，让普通人根本接触不到毒品。

但是吃东西、做运动这些事情，好像无论如何都上升不到毒品的严重程度，是否要由以及是否能由政府出面管制，是一个相当敏感的问题。这就是人类对抗糖尿病的第二个困境——外部力量无从下手。

在美国发生过的一场政治闹剧，可以帮助我们更好地理解这一点。

2012 年，为了对抗社会中越来越普遍的肥胖，也为了节约由此带来的沉重的医疗开支，纽约市长、亿万富翁迈克尔·布隆伯格（Michael Bloomberg）宣布，在纽约市范围内实施一项苏打水禁令——禁止在饭店、剧院和体育场内销售体积超过 16 盎司（约 500 毫升）的大包装含糖饮料。这项禁令引发了轩然大波。最终，它在 2014 年被纽约上诉法院废止，理由是纽约市政府越权了。

说实话，这项禁令的象征意义远大于实际作用。毕竟，如果一个人真要玩命喝可乐，可以去超市买大瓶的可乐，或者干脆一次点两杯小号的可乐，绕过禁令。但是在反对者看来，不管这项禁令有多少正当理由，不管人们有多少绕过禁令的方法，都是公权力对个人自由和隐私的侵犯。有反对者说，如果一个成年人怎么喝饮料政府都可以管，那我们距离一个彻底的保姆国家还有多远？

让情况更复杂的是，糖尿病还和社会经济阶层有着密切的关系。在古代，糖尿病往往都是富人的专利。有时候我们会说糖尿病是富贵病，就是这个原因。但是在世界快速工业化之后，糖尿病反而从某种程度上变得更"偏好"穷人——穷人往往没有时间锻炼身体，也没有多余的钱买健康的食品，更缺乏充分的健康知识。在发达国家，有研究表明，穷人患糖尿病的概率要比富人高出 26%。[8]这个趋势在我国也已经出现了。这样一来，为了对抗糖尿病而监管生活方式，某种程度上就成了针对穷人的歧视性举措了。

因此，在国家和社会层面上，应对糖尿病就成了一个比较复杂和棘手的公共卫生问题。如果政府真的出手治理，除了可能干涉个人自由和隐私的问题，还多了一层是不是分阶层对待、"见人下菜碟"的嫌疑。

所以，试图使用外部力量对抗现代生活方式带来的糖尿病，真的成了一个比较敏感、难以下手的复杂问题。

那是不是意味着，在对抗糖尿病的道路上，人类真的只能举手投降呢？倒是也不需要如此悲观。

## 出路一：深入的疾病教育

疾病教育，就是让更多人更早、更全面地认识到生活方式和糖尿病的关系，唤醒每个人对健康的重视。

以美国为例，在糖尿病患者数量持续 20 年的高速增长之后，美国的糖尿病发病情况得到了显著的控制。2008 年，美国一年增加了 170 万名糖尿病患者；到 2017 年，这个数字下降了 35%。[9] 这是一个巨大的成就，对于糖尿病仍处在快速增长期的中国尤其有借鉴意义。

在美国的成功经验中，广泛的疾病宣传和教育起到了重要作用。有不少研究证明，接受过疾病教育的糖尿病患者更容易听从医生的指示，更愿意改变自己的生活方式，血糖水平也相对更低。

在我国，通行的糖尿病防治指南也已经将教育写在了重要的地位。但是，考虑到糖尿病的普遍性和顽固性，以及它深刻的"错配"特征，也许在未来，针对糖尿病的疾病教育还需要穿透大街小巷，放进每一台电视和手机里，走进中小学甚至幼儿园才行。在这方面，在信息化建设方面后来居上的中国，也许有最好的机会。

### 出路二：精细化的生活方式管理

出路二则和技术有关。在我看来，人工智能和大数据技术的结合，也许能帮助我们真正实现自动化、个性化的生活方式管理，最终帮助我们战胜糖尿病。

现在通用的疾病管理和教育方式，总体而言还是很粗糙的。一般来说，主要是医生在接诊病人的时候讲一点，电视节目和报纸杂志讲一点，社区做健康宣传的时候讲一点。做个类比，这些方法有点像传统的门户网站，帮你挑选重要新闻放在头条，告诉你应该看什么、想什么。但是未来的疾病管理和教育应该更像"今日头条"，能够根据你的个人情况，有针对性地提供指导。

举个例子，美国一家叫 Glooko 的公司在 2013 年推出了一款能够记录患者血糖水平、饮食和运动情况的软件。这款软件能够根据患者的信息给出智能化的提醒，比如什么时候该吃药了，什么时候该运动了，最近血糖控制水平如何等。临床试验的结果显示，使用这款软件的患者的血糖水平能下降 10% 左右。[10] 这是个很了不起的结果。要知道，软件本身既不能强迫你吃药，也没法强迫你运动，这 10% 的降血糖效果仅仅是依靠更精细的信息提醒来实现的。

再举一个例子，如何选择饮食会更有利于血糖控制呢？一般而言，精制淀粉会让血糖快速升高，不如粗粮、杂粮健康。但是实际上，针对具体的个人，到底什么食物更合适是一个高度个性化的问题。

2015 年，一项以色列的大规模研究发现，同样一种食物吃下肚，不同的人会有截然不同的反应。有人吃饼干之后血糖会飙升，吃香蕉就没问题；有人正好相反，特别不能吃香蕉。[11] 因此，给糖尿病患者提供一份门户网站式的生活指导就没太大用处，他们需要的是今日头条式的个性化指导。

实际上，在 2015 年的这项研究中，科学家们已经根据有限的数据开发了一套个性化的饮食指导算法。在小范围测试中，效果还挺不错的。

在未来，如果能利用可穿戴设备，把更多的个人数据，比如心率、睡眠情况、行为偏好，乃至遗传信息等全部实时采集起来，喂给大数据算法来实时给出针对每个人的建议，那我们对生活方式的个性化管理又会升上一个台阶，对抗糖尿病的效果也会更好。相比让政府等外部力量介入每个人的生活，这种高技术驱动的个性化生活管理方式会让人舒服和安心得多。

我相信，真正能帮助我们对抗人类本性、对抗现代生活方式带来的糖尿病的，最终还是人类的理性和科技发展。

尽管漫长的生物演化让我们的本能很难在短时间内改变，但是人类的大脑已经证明了它无穷的可能性和力量。当衣食无忧的富足生活成为常态之后，我们应该有足够的智慧去主动对抗本能，让自己生活得更健康、更长寿。

更全面和细致的疾病教育，以及新技术带来的高度个性化的生活方式管理，是未来巨大的产业机会，更是我们对抗糖尿病的希望所在。对此，我充满信心。

# 对抗"三高"：我们能从糖尿病中学到什么

谈完了糖尿病，我们把视野再扩大一些，谈谈"三高"。

高血糖、高血脂和高血压，一般被人们统称为"三高"。在我国，甚至在全世界，"三高"都是不折不扣的流行病、常见病。在我国，糖尿病患者超过了 1.1 亿，同时有 5 亿人处在糖尿病前期的状态；而高血脂和高血压的患者分别有 4 亿 [12] 和 2.5 亿 [13]。从这个角度看，"三高"是几乎每个中国人都不得不面对的健康威胁。更重要的是，目前"三高"都是相对无解的慢性疾病，严重威胁着人类的健康。

不知道你有没有想过一个问题：为什么"三高"经常被并列在一起讨论？除了都有一个"高"字之外，这三种疾病之间有什么内在联系吗？

## 从"一高"到"三高"：疾病之间的相互推动

还真有。"三高"之间存在密切的相互促进的作用。前文讲过，一旦患上糖尿病，出现高血脂和高血压的概率也会大大升高。有数据显示，在我国，超过 40% 的糖尿病患者会出现高血脂，[14]30%~50% 的糖尿病患者会出现高血压，[15] 这大大超过了健康人得高血脂和高血压的概率。反过来看，高血脂和高血压的患者出现糖尿病的概率也会大大提高。

这种"三高"之间相互促进的现象本身就意味着，如果一个人患上了"一高"，就很可能会逐渐发展成"两高""三高"。根据上文的数据，"三高"的患者总数加起来已经远远超过中国成年人的总数，原因就在于"三高"往往会同时降临。

为什么"三高"之间会相互促进呢？有大量研究都聚焦在这个领域。比如，人们发现，糖尿病患者的动脉血管在长期高血糖的刺激下会变硬，从而导致血流阻力上升；同时糖尿病患者的肾脏功能受到影响，造成血管里多余的水分无法及时排出体外。血流阻力大，血液体积大，都会导致高血压出现。还有研究发现，糖尿病之所以会诱发高血脂，可能是因为胰岛素系统除了有血糖调节功能之外，还会影响脂肪细胞和肝脏细胞对脂肪分子的合成和分解。当这些细胞失去了对胰岛素的响应，它们就会释放过多的脂肪分子进入血液，从而引起高血脂。当然，这只是几个例子，"三高"在真实人体中的关系要更加复杂。

不过在我看来，除了具体的生物学机理解释，"三高"之间应该还存在更深刻、更普遍的联系，那就是现代生活方式。

与糖尿病和现代生活方式的关系类似，高血压和高血脂也有两个共同的风险因素：一是肥胖或者超重，二是缺乏规律的运动。吃得太好和动得太少都是人类进入现代社会之后才普遍出现的。所以，现代生活方式作为共同的原因，很可能同步推动"三高"患者持续、快速增加。那些会导致糖尿病的风险因素，很可能同样会导致高血脂和高血压。

## 心脑血管疾病："三高"的共同后果

除了相互促进和转化之外，"三高"其实还有更多的共同点。

从某种程度上看，"三高"和我们一般定义中的疾病有点不太一样。不管是癌症这种人体细胞自身发生病变，流感和病毒性肝炎这种感染性疾病，还是骨折、软组织挫伤这种外伤，都意味着人体出现了损伤。但与其说"三高"是损伤本身，倒不如说它们是严重损伤的诱因和前奏。

单单看"三高"本身，无非是人为定义出来的几个量化指标。糖尿病的标准前文已经讲了。类似的，根据世界卫生组织的指南，高血压的诊断标准是收缩压超过 140 mmHg（约 18.7 kPa）或者舒张压超过 90 mmHg（约 12.0 kPa）。

高血脂的诊断标准则略微复杂一些。高血脂更准确的说法应该是"血脂异常"，既包括过高的胆固醇（超过 5.2 mmol/L）和过高的甘油三酯（超过 1.7 mmol/L），也包括太低的高密度脂蛋白（低于 1.0 mmol/L）等。所谓高密度脂蛋白，就是俗称的"好"胆固醇，这是一种专门负责从血液里回收胆固醇的工具，因此高一点反而更好。

你看，高血糖也好，高血压、高血脂也罢，无非是和人体血液系统相关的几个指标发生了变化。这些数字本身不会威胁人体，甚至这些数字的变化都很难被人体所察觉。真正威胁人体的，是这些数字代表的人体状态。

以糖尿病为例，我们已经讨论过高血糖对人体的危害了，特别是由于血糖过高、末梢血管运转失常带来的"糖肾""糖网"和"糖足"。正因为此，高血糖是导致肾衰竭、失明和截肢的最主要原因。血糖过高，还会改变血液的物理化学性质，改变血管的工作状态，导致急性心肌梗死、脑卒中等严重的疾病。也就是说，这些由高血糖引发的疾病，而不是高血糖本身，才是糖尿病真正的危险之处。

对另外"两高"来说，情形也是类似的。

我们先来看看高血压。

对血液循环来说，保持一定水平的血压是非常重要的。这就像是用水塔和水泵给千家万户送水一样，必须有一定的压力，水才能爬上每幢高楼，流进每家每户的自来水管。我们心脏的每次搏动，其实就是给血液流动提供压力输入。

但如果血管中的压力太大，负责推动血液流动的心脏就有可能不堪重负，专门负责泵出动脉血的（也就是承受压力最大的）左心室可能会变厚变硬，这会大大提高各种心脏疾病的风险。而整个血管系统也会在持续高压的环境中出现问题，血管壁会更容易破裂出血，或者出现阻塞导致组织和器官缺血。高血压引起的一系列并发症，比如心力衰竭、急性心肌梗死、脑卒中、动脉瘤、肾衰竭，本质上都是心脏和血管问题导致的疾病。

高血脂的问题也是类似的。血液中的各种脂肪（主要是胆固醇和甘油三酯）其实都是生命活动所必需的。我们进食之后，食物中的脂肪会通过血液运输到肝脏加以处理和储存；在身体各个器官和组织需要脂肪的时候，它们会经由血液从肝脏传输过去。

但是如果血脂过多（唯一的例外可能是高密度脂蛋白反而是少了不好），这些多余的脂肪分子会沉积在血管内壁上形成顽固的斑块，逐渐阻塞血管。这就是所谓的动脉粥样硬化。长此以往，身体的重要器官，特别是心脏和大脑的供血也会受到影响。心力衰竭、心肌梗死、脑卒中这样的疾病，就会慢慢开始酝酿，在某一天突然暴发。

看到这里，不知道你感觉到什么没有？

"三高"分别代表人体循环系统三类特定指标（血糖、血压、血脂）的异常，但在这些不同指标异常的背后，"三高"有着更深刻的共同点：都会破坏人体循环系统的正常功能，导致全身各个器官，特别是心脑血管系统的疾病。

这些疾病可能发生在心脏部位，也就是循环系统的动力装置；可能发生在给心脏和大脑供血的血管部位，因为这两个器官对于人体极端重要，但是都仅仅依靠一根主要血管供血（冠状动脉和脑动脉），很容易被影响；还可能发生在眼底、肾脏这些末梢血管非常丰富的器官，因为这些地方的纤细末梢血管很容易被破坏。

同时，我们不要忘了"三高"之间存在彼此推动和促进的关系。这样一来，循环系统的某些异常会很容易引发更多的异常，而这些异常汇聚在一起，会制造更大的压力，更容易催生上文描述的那些问题。

实际上，高血糖也好，高血压和高血脂也罢，最严重的风险就是引发各种心脑血管的致命疾病。全球每年有 1700 万人死于心脑血管疾病，占到整体死亡人数的 1/3，其中，"三高"是排在首位的诱因。[16]

## 对抗"三高"：挑战和希望

到此，你肯定已经意识到"三高"之间的密切关系，以及它们会对人体心脑血管系统产生多么严重的损害。这个事实意味着，在大多数时候，一个人此时此刻即便只表现出了"一高"或者"两高"，可能也需要把"三高"当成一个整体来预防、管理、对抗。

这当然是因为"一高""两高"很容易诱发"三高"，也因为"一高""两高"患者的心脑血管系统已经岌岌可危，实在无法承受"三高"的风险了。

不过，我们还可以从更积极的角度理解这件事。

既然"三高"之间会相互促进，而且"三高"都和多吃少动的现代生活方式密切相关，如果我们能从源头上排除"三高"的风险因素，可能会起到一举三得的良好效果。也就是只做一份工作，"三高"都能被大大缓解，心脑血管疾病的风险会有 1+1+1>3 的显著降低。

这正反两说的两种思路好像是一件事，但其实正好提示了对抗"三高"的两个策略。

第一个策略是防守型的。

既然"三高"会互相促进，那么如果一个人已经出现了"一高"或"两高"，在积极接受治疗之余，还需要对剩下尚算正常的指标保持高度的警惕，随时关注它的变化，一旦出现异常就要积极治疗。

我还是以糖尿病和高血压的关系为例。按照中国的糖尿病防治指南，糖尿病患者如果血压超过 130/80 mmHg，哪怕没有到达一般的高血压诊断标准（140/90 mmHg），就已经需要提高警惕，通过调节膳食结构（比如少吃盐）、改善生活习惯等方式进行干预，如果无效也需要考虑提前进行药物治疗。这种标准的变化，本身就建立在"三高"互相促进、共同威胁心脑血管系统的基础上。

如果已经患有"三高"该怎么办呢？

"三高"的可怕之处主要在于对人体心脑血管系统的损害，因此我们这个时候能做的，就是尽量避免"三高"影响心脑血管机能。积极地降血糖、降血压、降血脂治疗自然是必不可少的。同时，这个阶段要特别关注那些能够有效降低心脑血管疾病风险的药物。治疗糖尿病的二甲双胍、"格列净"类药物、GLP-1 类药物，都已经被证明能够有效降低心脑血管疾病的发病率和死亡率。那么这类药物的使用优先级自然更高。

这就是防守型策略：如果已经"一高""两高"，要尽量避免"三高"的出现；如果"三高"已经出现，要尽量阻止它们对心脑血管系统产生实实在在的破坏。

甚至，即便心脑血管已经出了问题，我们仍然可以采取措施避免更严重的伤害。比如，如果严重的血栓已经形成，血管支架和抗凝药物可以避免问题进一步恶化。

第二个策略则是进取型的。

既然"三高"有共同的诱因还互相促进，如果我们从根源避免"三高"的风险因素，是不是就能一举三得地对抗"三高"呢？

首选方法当然就是"管住嘴，迈开腿"。这个方法不光有助于预防和管理糖尿病，对高血压和高血脂也同样有效。比如减肥。前文提过，美国的 DPP 研究和芬兰的 DPS 研究都证明了，对于体重超重甚至肥胖的人来说，减肥能够大大降低糖尿病的风险。实际上还有大量类似的研究证明，减肥对预防和对抗高血压、高血脂同样有效。对于很多人来说，如果能把自己的体重降低10%，血压、血脂都会有立竿见影的改善。类似的例子还包括抽烟、喝酒、饮食构成不合理、缺乏运动、睡眠不足、压力过大等。如果能够改善自己的生活方式，带来的健康收益可不仅仅是糖尿病，而可能是全部"三高"的改善，以及心脑血管的健康。

当然，要想让每个人在身体健康还没有受到明显损害之时，就未雨绸缪地改变生活方式，约束多吃少动的本能，实在不是一件容易的事情。我们需要帮手。

借鉴糖尿病管理的经验，更深入的疾病教育和更精细的生活方式管理，未来应该同样能在对抗高血压和高血脂上起作用。我甚至很期待，也许有一天，充分发展的人工智能将比我们自己更懂得我们的身体和情绪，它也许能在最合适的时间督促我们运动，用让我们最能接受的方式提醒我们注意饮食。到那个时候，也许对抗本能这件事会变得不那么痛苦，甚至可以是充满愉悦的。

除了这些针对每个人的管理工具之外，我还很期待另一个帮手的出现：一种全新的对待和管理疾病的机制。

现在，我们认知和对抗疾病的方式很大程度上还是就事论事，头痛医头，脚痛医脚。比如糖尿病的治疗流程一般是这样的：一个人在体检中发现血糖出了问题—前往医院就医—医生诊断后开出各种处方—患者回家自行吃药测血糖。如果一切顺利，那么患者自我治疗加定期复查就可以；如果血糖控制得不顺利，患者可能要在上述过程中循环几次，最终找到有效的血糖管理方式并坚持下去。高血压、高血脂的治疗流程也是类似的。

但是借助我们围绕"三高"的讨论，你肯定会发现，这种就事论事、头痛医头的方法对于像"三高"这样植根于类似的社会环境中、产生类似的严重后果、还需要类似的管理方法的疾病来说，其实是很低效和浪费的，效果也不好。

我们有没有可能把"三高"纳入同一套管理系统中去？有没有可能围绕这一类疾病，设计一套完整的医疗系统，把疾病的教育、筛查、药物治疗、生活方式干预等环节纳入其中呢？

目前，围绕"三高"的疾病教育主要针对的是特定的中老年人群体，传播方式主要是传统媒体、社区宣传和互联网的各种平台。有没有可能，关于饮食和运动的知识未来会纳入教育系统，让孩子们从小就理解管理生活方式的重要性？有没有可能，成年人的健康教育成为终身学习的目标之一？

目前，一个高血糖患者可能会先前往内分泌科就诊，而一个高血压患者则可能会寻找专门的高血压门诊或者普通内科就诊。有没有可能在未来，当一个"三高"患者就医的时候，会有一个专门的科室接诊？

目前，"三高"患者在医院就诊的过程中，可能只有短短几分钟会得到医生关于疾病情况、用药选择、生活方式管理的建议和指导，这点时间当然是远远不够的。有没有可能在未来，"三高"患者会在一次就诊中，同时接受来自医疗、健康教育、饮食和运动等几个方面团队的指导？每个专业团队会从特定的角度为患者们提供建议，帮助患者更全面地理解自己的疾病、管理自己的身体。

你看，在这套新的系统里，医院不再是对抗"三高"的唯一战场。学校、社区、医院、饮食管理、运动管理，这些平台和资源都需要被调动起来，编织一张对抗"三高"的网络。

PART THREE

# 心病之王：抑郁症

# 第七章 ——
# 从临床医学和心理学视角认识抑郁症

## 临床医学视角：抑郁症到底是不是病

我在这本书的前两部分，分别讨论了"众病之王"癌症和"慢病之王"糖尿病。在这一部分，我想讨论下"心病之王"——抑郁症。

在我们身边，不论是在新闻里还是社交网络中，我们看到、听到的抑郁症患者似乎越来越多了。确实是这样。根据统计，全世界已经有 3.5 亿人被抑郁症困扰，每个人在一生中患上一次抑郁症的比例更是超过了 10%。[1] 而且，这些数字还在快速上升。抑郁症真的离我们不远，甚至可以说就在我们身边。

但长期以来，抑郁症都是一种被广泛忽视、压抑、误解，甚至污名化的疾病，很多人都对它缺乏基本的理解。抑郁症患者不仅要忍受自己身体和情绪的折磨，还要忍受来自别人"性格脆弱""矫情""就是自己想不开"之类的非议。这时候，他们的痛苦可能会成倍增长。

为什么会这样？主要是因为单单围绕这种疾病本身的定义就存在大量争议。比如，它到底是不是病？它是一种病，还是多种病？它到底是一种什么样的疾病？如何正确诊断这种疾病？这些问题至今都没有完全解决。换句话说，围绕抑郁症最大的痛点和盲点在于怎样全面、准确地理解这种疾病，看清楚它的真实面目，然后才是在此基础上，预防它、治疗它、管理它。

因此，我会先带你从距离疾病最近的地方——临床医学的角度来认识抑郁症。

## 为什么抑郁症看起来"不一样"

迎面而来的第一个问题就是：抑郁症到底是病吗？

所谓病，指的是影响人体的某些正常功能的身体状态。抑郁症会严重影响我们的情绪和日常生活，甚至会导致自残、自杀的行为，那它当然是病，而且是一种必须被严肃对待的疾病。近几年来，中文世界里出现了越来越多的抑郁症科普读物，告诉大众抑郁症确确实实是一种病，需要严格的诊断、治疗和管理，而不能被简单粗暴地归结成矫情、心灵脆弱或性格缺陷。

提起抑郁症的表现，人们可能或多或少都知道一点。在我看来，有两个形容特别准确，能够让非抑郁症患者也能立刻体会到这种疾病的核心表现。

第一个形容是，在抑郁症患者看来，整个世界都是灰色的。那是一种极其单调的、沉重的，甚至让人绝望的颜色，有点像傍晚时分乌云密布下的大海。

第二个形容是，对很多重度抑郁症患者来说，整个身体就像是一副被掏空、被彻底放了气的皮囊，连挪动手脚都要付出巨大的力量才能做到。有些抑郁症患者表示，他们甚至感觉到自己的意识已经彻底脱离到身体之外，冷冰冰地审视着自己扭曲、无力的身体。

当然，这些形象化的描述没法代表所有抑郁症患者的感受，但是这已经足够有力地说明，抑郁症是一种非常严重的疾病。

不过，细究起来，抑郁症和我们通常了解的疾病，比如癌症、糖尿病、心血管疾病相比，好像还是有些不太一样。正是这些不一样，让人们对抑郁症的理解和认识出现了不少偏差。

第一个不一样是，人们对抑郁症的定义是基于外在表现，而不是人体内在的生理学指标。

这一点在英文里体现得更明显。英文一般用 disease 来描述疾病。癌症、糖尿病、心血管疾病都属于 disease。但是，人们在描述包括抑郁症在内的各种精神疾病时用的是 disorder，中文里一般把它翻译成功能失调或紊乱。[2]

这仅仅是一个用词的区别吗？

并不是。disease 这个用词强调的是人体器官可见的结构性变化，比如人体里长了一个多大尺寸的肿瘤，胰腺里的胰岛细胞大量死亡，心脏的大小或跳动的规律发生了变化等，这些都是我们可以用现代科学仪器去观察和分析的客观指标。而 disorder 强调的是人体的某个具体功能出了问题，比如抑郁症会让患者感到痛苦，会影响他们在社交、职场等重要场合的表现，那它当然就是一种 disorder。

进一步说，当我们用 disorder 这个词来描述抑郁症的时候，其实隐含了一个知识点，那就是对于这种疾病，我们没有能力从人体器官结构性变化的角度做出客观和准确的定义，而只能从外在表现上描述这种疾病带来的后果。

事实上，这可能是抑郁症，乃至整个精神疾病领域，面临的最大困难。

所谓"耳听为虚、眼见为实"，这是人类认知世界的本能习惯。当一种疾病只能通过外在表现来描述，而无法用某种客观的、看得见摸得着的指标来检测的时候，人们当然会对它到底是什么，甚至到底是不是真的存在，产生怀疑。从这个角度看，把抑郁症污名化，把它和性格缺陷、矫情等联系在一起，固然是错误的认知，但这种错误认知有着根深蒂固的思想基础。

在这种情况下，我们有什么好的办法呢？

最直接的解决方案，当然是为抑郁症开发制订出客观好用、操作性强的诊断标准。关于这一点，我还会在后文讨论。现在抑郁症研究和治疗领域最重要的目标之一，就是让我们有一天能够像用 CT 报告诊断癌症、用血液生化检查诊断糖尿病那样，客观地诊断抑郁症。到那个时候，围绕抑郁症到底是不是病的许多争议问题，应该就会被彻底解决。

第二个不一样是，相比很多疾病，抑郁症更容易受到环境因素的直接影响。

其实，所有疾病都可能受到外因和内因的共同影响，但抑郁症确实非常容易被某些重大变故诱发，比如亲人去世、经济破产、发生自然灾害等。统计数据显示，在遭遇亲人不幸离世之后的一个月内，约 40% 的人的表现符合抑郁症的诊断标准，这个比例要在大约两年之后才会降到正常水平。[3] 还有调查发现，失业和身患残疾的人患上抑郁症的比例会成倍上升。[4]

可是，遭遇人生重大变故的时候，出现悲伤、痛苦、自责、内疚这样的情绪，就和饿了想吃东西、困了想睡觉一样，是再正常不过的人体反应。大多数人都会慢慢调整身体和心理状态，逐渐恢复正常生活。但有一群人会长期沉浸在抑郁情绪之中，最终患上抑郁症。但问题是，我们怎么才能区分正常和过度的悲伤情绪？怎么才能区分一个人是面对重大打击过于脆弱，还是真的患上了抑郁症呢？

这显然不是一个那么容易回答的问题。

临床医学界的选择是：既然不好区分，就干脆不区分。

2013 年，美国精神病协会对精神疾病的诊断标准做了一次重大更新，其中有一条和抑郁症相关的更新特别引人注目。

在 2013 年之前，如果一个人在两个月内遭遇了亲人离世，那么就算他的所有表现都符合抑郁症的标准，医生们也不会给出抑郁症的诊断——这就是著名的"居丧排除"条款。这个条款的潜台词是，一个人在亲人离世后的两个月内出现抑郁症状是正常的表现，不需要干预。

而在 2013 年之后，这个条款被彻底删除了。也就是说，只要符合抑郁症诊断标准，医生们不再关心抑郁是什么原因引起的，而是会采取同样的治疗方案。打个比方，如果一个人大腿骨折了，不管是工作原因还是自身原因受的伤，医生不都得用同样的方法给他治疗吗？如果一个人得了癌症，不管是遗传基因缺陷还是不健康的生活方式导致的，医生不同样得用手术、化疗、靶向药物等手段来治疗吗？那对待抑郁症，当然也应该如此。

在我看来，"居丧排除"条款被删除代表医学界发生了一次重要的认知转换。这种抛开具体的可能诱因、"就病论病"地看待抑郁症的态度，也会帮助我们更好地认识和治疗这种疾病。

## 抑郁症为何难以准确诊断

那么，在医学实践中，到底是如何诊断抑郁症的？

这个问题非常重要，因为明确诊断抑郁症是认识它、治疗它、管理它的基础。

具体来说，针对抑郁症，目前世界上通行的诊断标准有两套——美国制定的 DSM-5 标准和世界卫生组织制定的 ICD-11 标准。两者其实高度一致，但存在一些细微差别。目前在中国，两套标准都会作为参考依据。

简单来说，如果一个人出现了抑郁情绪或者丧失了兴趣和快感，并且持续时间超过两周，同时出现了一系列诸如消瘦、失眠、疲劳、注意力衰退、感觉自己毫无价值、企图自杀等症状，就可以在临床上被诊断为抑郁症。[5] 当然，精神疾病的诊断和治疗是一件非常复杂、高度依赖医生经验的事情。如果你怀疑自己可能受到了抑郁症的困扰，请尽快寻求医生的帮助。我强烈不建议你根据书里或者网上的碎片信息自行诊断。

看到这些诊断标准之后，你是否有一种感觉：这种诊断有点儿太主观、太随心所欲了。

是，我们必须承认，一直到今天，抑郁症的诊断标准仍然带有强烈的主观色彩。

我们经常开玩笑说，一位癌症或糖尿病患者走进医院寻求帮助，医生会先让他做一大堆检查，再根据检查结果做出诊断。但一位抑郁症患者走进医院寻求帮助，医生们会拿出一份调查问卷让患者自己打钩算分，医生再结合与患者的访谈感受，就能做出诊断了。

这种方式必定会导致一个问题：在临床实践中，抑郁症的诊断准确度很不乐观。

细究下来，这个问题有三个潜在的原因。

第一个原因和医生的判断直接相关。抑郁症的诊断标准中有不少主观判断因素，比如到底什么才叫丧失快感，睡不着觉到什么程度才算失眠等，每个人对这些指标的判断标准可能千差万别。此外，很多患者在就医时会因为羞耻等因素故意隐瞒症状。这些都会影响医生判断的准确度。

2009 年，一项涵盖了 5 万人的大规模分析显示，在世界范围内，全科医生们对抑郁症的诊断准确度实在不算高。假设有 100 个人挂号就医，其中有 20 个人是真的符合抑郁症临床标准的。而医生们只能从中鉴别出 10 位病人，也就是诊断正确率只有 50%。与此同时，他们还会把 15 个本来没病的人看成抑郁症患者。[6]

第二个原因和抑郁症的诊断标准相关。作为一份意图规范全国乃至全世界医生临床工作的文件，DSM-5 和 ICD-11 给出的标准当然有合理性和必要性。但也正因为它需要用同一把尺子衡量千变万化的人类精神活动，自然会出现许多在边缘地带无法准确判定的案例。比如，两种标准都要求症状一定要持续至少两周才能算作抑郁症。那如果一个人每次抑郁 10 天就好转了，但是过几天又会陷入抑郁，怎么办？再比如，两种标准也都要求患者必须在 9 条标准里满足至少 5 条才算是抑郁症，如果有一个人只满足 3 条，但是这 3 条都特别严重，而且出现了持续、强烈的自杀倾向，医生是该按抑郁症给他治疗，还是让他回家观察观察再说呢？

第三个原因则和文化差异相关。由于缺乏客观、定量的标准，抑郁症的诊断中不可避免地纳入了大量和个人情绪、行为乃至世界观相关的内容，而这些内容不可避免地会受到国家、文化、社会阶层乃至语言习惯的影响。这样一来，以欧美人群为蓝本建立起来的抑郁症诊断标准，在跨文化使用时很可能会出现水土不服的问题。

举个例子。美国人一生之中患上抑郁症的比例相当高，接近 20%。类似文化下的很多国家，比如法国、荷兰、比利时、新西兰，患病率也都和美国接近。而中国的患病率只有 5% 上下。[7] 也许你认为，这可能是中国的公共卫生体系不健全，或人们对抑郁症的认知不深入导致的。但是请注意，在同属儒家文化圈的日本、韩国和新加坡，抑郁症终身患病率也只有 6% 左右。一个很显然的可能性是，处于不同文化和语言背景的人对抑郁症的描述很可能是相当不同的，同一套标准不能为全世界的人作准确的诊断。对此有一个解释是，在东亚这几个国家里，人们习惯把情绪疾病"躯体化"，就是把情绪问题投射到诸如心口疼、胸闷、恶心等身体症状上去。这些文化差异当然会影响抑郁症诊断的准确性。

这样看来，抑郁症虽然是一种真实存在的疾病，需要被严肃对待，但目前连准确的疾病定义、客观的诊断标准都总结不出来。我们要怎么去认识这种疾病，并帮助患上这种疾病的亲人或朋友呢？如果自己患上抑郁症，我们能放心把自己交给现代医学处理吗？是不是得上这种病就没救了，只会越来越严重呢？

你的这些担心，都很正常，我也很理解。

作为一名生物学家，我想告诉你的是：就在当下，抑郁症大概率是一种可以被我们征服和消除的疾病。

## 无论预防还是治疗，我们有办法

首先，认识抑郁症，我们有办法。

关于人脑的工作原理、情绪的本源、抑郁症的发作，人类已经在各个认知层次获得了非常深刻的理解。

心理学上的认知模式框架和社会关系框架，都能对抑郁症做出很好的解释；神经科学也分别利用大脑结构、神经信号和神经环路三个策略，获得了对抑郁症本质相当程度的理解；就连在最根本的生物进化的层次上，人类也已经发现了负面情绪的价值，以及抑郁症越来越流行的原因。不同领域的最新认知已经帮助我们勾画出了这种疾病的真实面目。

其次，治疗抑郁症，我们也有办法。

根据这些不同层次的理解，人类已经发展出了包括心理治疗、药物治疗、大脑刺激、正念冥想等多种治疗方案。这些方案加在一起，构成了一张对付抑郁症的天罗地网。

我在这里可以做个简单的估算。有 1/3 的患者症状比较轻微，无论是接受心理治疗，还是服用抗抑郁药，疾病都能得到明显好转；有 1/3 的患者症状要重一些，单纯接受心理治疗可能效果不太好，但是药物治疗或者药物治疗配合心理治疗，效果还是不错的；剩下 1/3 的患者，也就是"难治性抑郁症"患者，症状比较严重，心理治疗和传统抗抑郁药物对他们往往无效，不过，最近刚刚涌现出的新一代抗抑郁药物很有可能帮到他们。根据目前的临床结果，2/3 的难治性抑郁症患者会对这些药物有良好的反应，而其余 1/3 的重度抑郁症患者（占到患者总数的大约 10%），也能依靠大脑刺激的方式，让病情得到极大的缓解。[8]

不仅仅是治疗，就健康人而言，我们也发现了可以让自己远离抑郁症的法宝，比如正念冥想。这个看起来很神秘的东西确实会使人的大脑结构发生改变，它不仅能减轻抑郁症患者的痛苦，还能对预防抑郁症起到作用。

所以，不管是你还是你关心爱护的人，如果出现了抑郁症的症状，别担心，别慌，我们有办法。

面对抑郁症这个"心病之王"，只有正视它，然后了解它、直面它，最后才能战胜它。

## 心理学视角：认知模式和社会关系

从临床医学角度出发，我们看到了抑郁症的种种症状、表现，但无法找到抑郁症发病的准确原因。这一节，我想下沉一个层次，在心理学层面讨论抑郁症，看看能不能找到解释，以及这些解释能不能帮助我们更好地理解、对抗抑郁症。

我想主要讨论两种主流的心理学框架，为了方便解释，我给它们分别起了个代号——"认知模式框架"和"社会关系框架"。

在前者看来，人类个体是一个个能够采集、加工和存储信息，并根据信息输出行为的生物机器人；而在后者看来，人类是庞大社会网络中的一个节点，各种各样的社会关系塑造了一个个不同的人类个体。

从这两个截然不同的角度出发，心理学得出了两种解释抑郁症的理论，并且发展出不同的抑郁症治疗方法。

### 认知模式的解释框架

在认知模式框架下，抑郁症可以被看成是认知模式发生了改变。

什么叫认知模式呢？简单来说，就是一个人习惯用什么样的角度去收集、处理、储存信息。举个例子，看书的时候，有的人习惯从书里找对自己有用的信息记下来，有的人则习惯找书里存在的逻辑问题加以反驳，这就是两种截然不同的认知模式；有的人更容易被书中华丽的排比句打动，有的人则更喜欢论证严密的逻辑，这也是两种截然不同的认知模式；有的人看完书喜欢在网上写书评分享感受，但有人则觉得阅读是种特别私密的体验，这也是两种截然不同的认知模式。

而抑郁症各种各样的症状——从丧失兴趣到心情抑郁，从感到内疚自责到企图自杀——都可以被看成一种特殊、病态的认知模式。这种认知模式可以简单总结成"三无"：无价值、无助、无望。无价值是对现状的认知，认为自己和身处的世界毫无吸引力；无助是对自己行为的认知，认为自己不管做什么都不可能改变这种无价值感，都不可能得到积极的结果；无望是对未来的认知，认为不管未来怎样，自己所处的困境是不可能被改变的。总体而言，这是一种非常消极的认知模式。

当然，这只是在做概念讨论，把抑郁症的临床行为表现转换成一套心理学术语而已。但是借由这种讨论，我们可以提出真正有价值的问题：这种消极的认知模式到底从何而来？能不能逆转呢？

1967 年，宾夕法尼亚大学的两位研究生——马丁·塞利格曼（Martin Seligman）和史蒂文·迈尔（Steven Maier）做了一个著名的研究，为消极认知模式找到了第一个确凿的原因。[9]

他们把一群小狗分成三组，关进同样的笼子里同样一段时间。第一组小狗身上什么都不会发生，第二组和第三组小狗则会受到强烈的电流刺激。区别在于，第二组小狗的笼子里有一个按钮，只要小狗按动按钮电击就会停止；第三组的笼子里虽然也有按钮，但毫无作用。可想而知，第二组小狗会逐渐掌握逃脱电击的秘诀。而第三组小狗遭受的电击时间则被设置成和第二组小狗的完全一样，第二组电击开始的时候它们也开始，第二组电击停止的时候它们也停止。

在这个实验结束后，塞利格曼等人又让这三组小狗做了另一个实验。还是用电流刺激小狗，但小狗可以逃跑：只要跳过笼子中央的一个矮矮的障碍物，就可以彻底逃脱电击。结果，塞利格曼等人看到，第一组和第二组小狗很快就学会了如何逃跑，而第三组小狗却彻底失去了逃跑的能力。电击一开始，第三组小狗就主动躺倒挨锤，低声哀号，对近在咫尺的逃生机会一点儿都不感兴趣。

你看，第三组小狗的认知模式和典型抑郁症患者的很像——无价值，所以低声哀号；无助，所以躺倒挨锤；无望，所以不尝试逃跑。

由于实验设计得十分严格、精巧，塞利格曼等人很清楚地知道，这种认知模式的改变和电击本身关系不大，因为第二、第三组小狗接受的是完全一样的电击。两组小狗唯一的区别是，在先前的实验中，它们的努力能不能产生积极的变化。第二组小狗学会了按按钮就可以停止电击，而在第三组小狗看来，不管自己做什么都没有用，电击都会按照一个难以捉摸的、随心所欲的方式不断出现。

这种被塞利格曼叫作"习得性无助"（learned helplessness）的经历，是小狗认知模式发生变化的根源。

这个研究立刻引起整个心理学界的强烈兴趣——人类的抑郁症是不是也可以用习得性无助来解释呢？

塞利格曼很快在人身上做了类似研究。他让接受测试的人戴着耳机做练习题，但耳机里会播放让人烦躁的噪声。第一组人被告知，他们可以自行关闭噪声，第二组人则没有这个选项。[10]

结果是，第一组人的成绩比第二组人的更好。更惊人的是，有些第一组的成员选择继续听噪声，他们的表现也比第二组成员的好。也就是说，知道自己能做些什么改变现状，要比知道自己做什么都没用，能带来更积极的表现。在之后的几十年里，类似的研究反复证明，习得性无助的经历确实可以在人类中引发类似抑郁症的表现。

而在真实的人类世界里，能够引发习得性无助的东西就更多了。比如，童年时期的家庭暴力和被忽略，就会引发强烈的习得性无助。我们可以想象，在一个家庭中，父亲常年酗酒，而且在醉酒之后经常殴打妻子和孩子，那个弱小的孩子的体验就会和第三组接受电击的小狗非常相似：他根本无法预料父亲的拳头会在什么时候落下，自己如何挣扎都没办法逃脱力大无穷的父亲，也根本不知道这样的生活什么时候才会结束。事实上，童年阶段遭遇过家庭暴力的孩子，成年后患上抑郁症的概率会大大增加，试图自杀的概率更是高出好几倍。[11]

还有一个带一点反讽色彩的例子，根据美国媒体在 2014 年的爆料，美国中央情报局实际上利用了习得性无助的原理，来虐待和拷问与"9·11 事件"相关的基地组织成员。[12]

当然，家庭暴力和刑讯逼供是两个特别极端的例子。但我们如果顺着这个方向向外拓展，会发现很多发生在我们周围的事情里都有习得性无助的影子。比如，亲人的意外去世、巨大的自然灾害就很容易让人产生"我做什么都没有用"的感觉。再比如，一个人遇到了一位老师，老师不管青红皂白，就羞辱、批评自己；遇到了一个上司，不管自己多努力，业绩都被上司认为不好；或者遇到一个男神/女神，自己怎么追求都得不到回应，这些也可能引发习得性无助的反应。

当然，并不是只有这些显而易见的打击才会引发习得性无助。每个人都可能有完全不同的"敏感地带"。你觉得可以承受的事情，也许对另一个人来说就是引发习得性无助的痛点。正所谓"甲之蜜糖，乙之砒霜"。我们不能从自己的经验体会出发，随意判断别人的遭遇和感受。

那么，"习得性无助改变认知模式，认知模式改变导致抑郁症"这个解释能不能帮助我们对抗抑郁症呢？

我们先来看看塞利格曼是怎么治疗小狗的习得性无助的。在塞利格曼看来，既然小狗的病因是"做什么都没有用"，那么要想让小狗重新找回生活的希望，唯一的办法就是让小狗切身体会到，其实做点什么还是有用的。20世纪60年代，塞利格曼还做了一个在今天看起来有点古怪的研究——他伸出手抱起第三组小狗，按着它们的爪子一步步往前走直到逃脱电击，让小狗亲眼看到自己原来是能改变命运的。塞利格曼发现，只要这样重复做两次，这些原本已经陷入绝望的小狗就又能积极逃生了。也就是说，它们原本消极的认知模式被强行逆转了。

基于类似的逻辑，心理学家们发展出了"认知行为疗法"（cognitive behavioral therapy，CBT），来帮助抑郁症患者们改变认知模式。这种疗法的细节我会在后文仔细讨论。

## 社会关系的解释框架

在认知模式改变的角度下看，抑郁症患者是对信息和行动的理解出现了偏差。不过，认知模式改变并不是抑郁症唯一的心理学解释。

在社会关系框架下，每个人都是复杂社会网络中的一个节点，每个人的特征都是社会网络塑造的。比如，同一位中年女性，可能在家的时候是照顾全家老小生活起居的大保姆，在职场上是雷厉风行的女强人，在闺蜜面前则会经常抱怨家庭事业无法平衡，而当孩子班主任打来电话时，她又可能瞬间变成一个热情到过分小心的妈妈。在这些不同的社会网络中，同一个人可能会表现出不同的身份特征、行为习惯，甚至是不同的自我。

从这个框架去理解抑郁症，我们可以把抑郁症看成社会关系的产物，看成社会网络扭曲的一种结果。

更有意思的是，这种角度的理解和认知模式角度的理解并不矛盾。比如，在认知模式的角度看来，童年时代的家庭暴力可能会引发习得性无助，从而改变一个人的认知模式，导致抑郁症。而从社会网络的角度去理解，把童年时代的家庭暴力看成家庭成员之间关系的扭曲，同样可以解释抑郁症的起因。再如，亲人的突然去世、重大灾难，甚至是经常打击你的老师和上司、怎么追也追不上的对象，都有可能成为抑郁症的诱发因素。而这些因素放在认知模式或者社会关系的框架下理解，其实都是成立的。

这一点并不值得我们大惊小怪。从某种程度上说，心理学还是一个处在前科学阶段的学科。这个阶段的学科有一个特别突出的特点，就是针对一个问题可以有各种各样从不同角度出发、并行不悖、自说自话的解释。

当然，这些解释要想站得住脚，光能自圆其说是不够的，还需要有实打实的证据支持，也要能为我们治疗抑郁症提供真实有效的帮助才行。

那么，社会关系扭曲导致抑郁症这个解释有什么证据支持，又能为我们提供什么帮助呢？

先来看证据。在动物研究中，人们发现社会关系的扭曲确实会引发动物们的抑郁症状。

这方面研究最深入的是所谓社会挫败模型（chronic social defeat）。简单来说，科学家们先挑选一批攻击性强、喜欢打架斗殴的老鼠，然后把另一批待研究的小老鼠每天定时送到这些凶猛对手的笼子里被虐待一阵子。用不了多久，这批持续被虐待的老鼠就会展现出各种各样类似人类抑郁症患者的症状，比如产生社交恐惧，拒绝和其他凶悍的老鼠接近（哪怕那些老鼠从来没有虐待过自己），对食物的兴趣大大下降，它们的睡眠和学习记忆也会受到干扰。

其实，这个模型模拟的就是人类世界中被持续虐待和霸凌的情形。看起来不管是人类还是老鼠，如果长期处于被欺负和霸凌的社会关系中，就有可能被诱发抑郁症。很有意思的是，科学家们还发现，仅仅是目睹别的老鼠被欺负、被虐待，也会引发老鼠的抑郁。

除了社会挫败模型，科学家们还在实验动物身上尝试模拟了各种人类世界中可能出现的社会关系扭曲情况，而且观察到这些动物身上都出现了类似抑郁症的表现。比如，科学家们频繁改变小老鼠们的生活环境，经常更换它们笼子里的伴侣，或者让它们在独处一笼和过度拥挤之间频繁切换。你可以想象，这些模型试图模拟的是离开家去远方的城市读大学，到异国他乡读书或工作等生活环境的巨变。科学家们还尝试在哺乳期就让小老鼠和母亲分离，也能引发各种各样的抑郁症表现。

你看，不管是长期被同类虐待，还是生活环境频繁变动，又或者是被迫和母亲分离，这些都可以被看成社会关系的扭曲。而这些扭曲不管在人类世界还是在实验动物身上，都能引发类似的抑郁反应。因此，和认知模式改变一样，社会关系的改变也确实能够很好地解释抑郁症的由来。

而且，和认知模式解释一样，社会关系解释也实实在在地帮我们找到了一种对抗抑郁症的办法，就是所谓的人际关系疗法（interpersonal therapy，IPT）。这种治疗方法在形式上和认知行为疗法很像，也是通过专业心理咨询师和抑郁症患者持续对话完成的。只不过人际关系疗法更强调找到社会关系改变对患者的影响，以及帮助患者改变扭曲的社会关系，适应全新的社会关系。这种疗法的特点，我也留到后文再展开讨论。

# 心理治疗：谈话的艺术

了解了"认知模式框架"和"社会关系框架"这两种理解抑郁症的思路之后，我们再来看看由此发展出的两种治疗方式——认知行为疗法和人际关系疗法。

## 治疗方法一：认知行为疗法

认知行为疗法的原理是，既然抑郁症患者是因为"习得性无助"而感到无价值、无助、无望，如果通过心理医生和患者对话的方式，让患者意识到生活其实还有价值、自己还可以拯救自己、未来还有希望就可以了。

在认知行为疗法看来，这种描述可能和我们劝一个抑郁症患者"想开点""坚强点""别胡思乱想"是一回事。但实际上，认知行为疗法不是简单地讲大道理或是空洞地说教，而是和患者谈论一个个具体的认知问题，引导患者自己发现问题和问题背后的思想根源，然后自己做出改变。

我用一个虚拟的例子来解释一下这种疗法。

假设你是一位始终走不出考研失败打击的学生，心情持续低落，觉得自己是个废物，人生彻底失去了意义和希望，经常旷课，朋友们组织活动也不参加，茶饭不思睡不好觉，最终患了抑郁症。

　　在你走进心理治疗室之后，会发生什么呢？

　　心理医生当然会先仔细询问你的生活经历、情绪和身体状态等。你可以想象，"考研失败"这个关键问题很快就会暴露出来。然后，正式的治疗就会开始。我们可以把它粗略地分成三步。

　　第一步，找出问题。心理医生会围绕"考研失败"这个问题不断提问，这些问题的核心是先帮你找到自己认知模式里不合理的地方。比如，把一次考研失败和整个人生的失败对应起来，错误地认为自己就是一个彻底的失败者。

　　心理医生可能会不断问这样一些问题：为什么你觉得考研失败就是人生末日？是因为除了考研之外，你再没有别的人生选择了吗？实际上是这样的吗？为什么你会觉得考研失败就意味着自己完全是个废物呢？有没有别的解释？你觉得因为这一次失败，就把自己的全部人生定性为失败，是一个理性的选择吗？如果不是的话，你愿不愿意做出改变呢？

　　第二步，帮你改变认知模式。心理医生会不断追问你，除了考研这件事，你的人生还包括什么内容？曾经生活里还有没有别的事情让你觉得很有干劲，很有成就感？这些事情现在还能不能做？如果不能做，是什么东西阻止了你？是客观的不可阻挡的障碍，还是自己不想去做？

　　类似的问题还有，你有没有认识考研同样失败过的人，他们后来的人生怎么样了？有没有虽然考研失败但是人生仍然精彩的案例，或者考研失败以后继续努力，最后考研成功的案例？你有没有可能像他们一样？如果不能的话，是有客观的不可阻挡的障碍，还是你自己不想去做？

这些问题的核心，都是在一问一答之间，让你自己发掘出这样的认知：考研失败当然是一件不那么让人开心的事情，但是我的人生里还有很多值得努力、值得享受、我也愿意追求的东西，所以，我还可以做点什么，改变现在这种局面。

在这个比较积极的认知模式被建立起来之后，心理医生们会做第三步——用这种认知改变行为。

你在考研失败后，已经出现了旷课、回避社交活动、茶饭不思的问题行为。这些行为就是心理医生们要试图纠正的目标。

在这个步骤里，心理医生可能会和你一起，循序渐进地制订一些"家庭作业"。比如，是不是可以在这个周末参加一次和老朋友的聚餐，试试看能不能完成？比如，是不是可以这周去听一节你曾经非常喜欢的老师的课，看看状态如何？同时，心理医生会要求你把完成这项家庭作业的过程记下来，下一次做心理咨询的时候一起讨论分析，做出反馈。通过这样的方式，逐渐让问题行为越来越少、而积极的行为越来越频繁和规律。

根据认知模式转变导致抑郁症这个心理学框架，认知行为疗法的治疗思路是：如果能够改变一个人的认知，就能逐渐改变他的行为；而认知和行为模式的改变，最终会影响一个人的情绪状态，帮助他走出抑郁症。

也许你会有这样的疑问：这看起来太玄乎了吧！考研失败不等于人生失败，这种认知还需要重新建立？考研失败了也可以继续努力，这种道理还需要心理医生教我们？这些难道不是每个人都懂的吗？

不是这样的。这种想法暗含的台词恰恰是，抑郁症患者都是自己想不开、不够坚强导致的。如果你真把抑郁症看成一种真实且严重的疾病，你就会承认，在健康人看来稀松平常的认知和行为模式——比如考研失败没什么大不了的，人生仍然有希望——对于抑郁症患者来说，是需要付出长期的甚至非常艰苦的努力才能够建立的。

在这个过程里，认知行为疗法是一套能够帮助患者看清自己的认知问题，改变认知、行为、情绪的工具。

在抑郁症乃至整个精神疾病领域的治疗中，认知行为疗法都被广泛使用，已经成为事实上的心理治疗"金标准"。这不仅是因为它的应用最为广泛，还因为有大量的随机对照研究证明，它确实能够有效缓解抑郁症患者的症状。在某些情况下，比如轻度抑郁症，它的治疗效果可以和药物治疗相媲美，甚至更好。当然，认知行为疗法也有自身的问题，我会在后文展开讨论。

## 治疗方法二：人际关系疗法

我们再来看第二种常用的心理治疗方法——人际关系疗法。

这个疗法是建立在对抑郁症的另一种心理学解释之上的，那就是，社会关系的扭曲会导致个体患上抑郁症。既然如此，要想治疗抑郁症，就可以从关系入手，帮助患者发现存在问题的关系，最后改变存在问题的社会关系。

具体怎么做呢？其实，在人际关系疗法里，心理医生和患者的沟通形式就和认知行为疗法很像，也是通过定期见面、持续不断的问答和对话，来发掘患者存在的关系问题，帮助患者做出改变。但是相比认知行为疗法，人际关系疗法有两个显著的区别。

第一个区别是，在"找出问题"这个阶段，人际关系疗法更加聚焦在关系的扭曲上，特别是四种特殊的情形：悲伤、冲突、变化和孤独。悲伤指的是失去一段重要的社会关系，特别是亲人的去世；冲突指的是长期紧张的关系，比如夫妻矛盾、上下级冲突等；变化指的是社会关系出现剧烈的变动，比如离婚、孩子离开家庭、出国定居；而孤独指的是一个人根本没法建立并维持关系。

第二个区别是，在"改变行为"这个阶段，人际关系疗法显得更加积极主动。它不那么强调让患者反省、直面自己内心的认知缺陷，更强调要走出改变关系的那一步。比如，面对悲伤，有没有可能找到新的情感支点？面对冲突，有没有可能帮助冲突双方更好地互相理解？面对变化，有没有可能帮助患者找到新关系的积极一面？面对孤独，怎么才能鼓励患者走出与世隔绝的状态，认识一位陌生人，找到一位新朋友？这种积极主动还表现在，有些时候，心理医生甚至会从中立的倾听者的角色中跳出来，化身为人生导师和关系专家，直接给患者出主意、提建议，教他们怎么迈出改变关系的第一步。

虽然有这些技术性差别，但人际关系疗法也在治疗抑郁症方面取得了非常成功的效果。总体而言，认知行为疗法和人际关系疗法的效果是非常接近、不分上下的。

## 心理治疗方法的缺陷与发展前景

其实，针对抑郁症的心理治疗方法还有很多种，比如，试图挖掘童年阴影的心理动力学疗法，更强调接纳自己情绪的辩证行为疗法，等等。但根据应用范围和研究数据的丰富程度来判断，认知行为疗法和人际关系疗法还是当之无愧的主流。

不过，这两种主流方法都存在固有缺陷。而且，这些缺陷能推广到其他心理疗法当中。

第一个缺陷，心理治疗对于重度抑郁症患者可能无能为力。

无论认知行为疗法还是人际关系疗法，都建立在患者和医生定期的面对面交流之上，而且整个疗程往往要持续几周到几个月。对于非常严重的抑郁症患者来说，穿好衣服、走出家门、按时到诊所门口等待医生，就可能是无比困难的任务，更别提定期面对面交流了。还有一层因素是，重度抑郁症患者经常会出现强烈的自杀倾向，甚至做出自杀的尝试。在这种紧急情况下，我们需要的是能够快速缓解抑郁症状的方案，而心理治疗往往需要相当一段时间才会起效。

这些因素大大限制了心理治疗的真实应用场景。而且，对于接受心理治疗，人们有一个微妙的心理障碍。就像对待很多疾病一样，人们往往会拖到病情难以承受才去就医，而那时候单纯的心理治疗的意义就不大了，往往需要药物治疗甚至是大脑刺激治疗来快速缓解病情。"病急乱投医"的时候用不上，可想而知，心理治疗的存在感更弱了。

但是我认为，如果在未来，人们对精神疾病的认知度提高，对抑郁症有更理性的认识，愿意越来越早地接受治疗，那么心理治疗方案将会获得越来越多的关注。毕竟，已经有相当的数据证明，这类疗法不仅效果和药物治疗不相上下，副作用还更小，治疗的持久性可能也更好。

第二个缺陷，心理治疗的成本非常高。

这个成本首先是患者的经济支出。要知道，心理咨询的定价可是相当惊人的，在国内，每小时收费三四百元到一两千元都很常见。如果每周预约一到两次，那每个月也许就要花上万元人民币，一般人根本承受不起。加上要定期离开工作场所前往诊所接受咨询，一般人也难有条件做到。

更关键的是整个社会医疗系统的成本。从上文的描述里你可能感觉到了，心理治疗到底能不能顺利进行，能不能取得成功，关键取决于医生和患者之间的互动。这就要求医生能够快速和患者建立信任，以及良好的合作关系；还要求医生能够对患者的情况有深刻的同理心，不能过分代入自己的立场，匆忙作出判断和指导。这些可不是一朝一夕就能练就的本领，往往需要几千小时甚至上万小时的训练。

这就意味着，心理治疗无论多有用，可能都是一个比较小众的治疗选择，没法触及所有有需要的患者。中国的医学和心理学培训机构没法快速产出那么多经验丰富、能力高超的心理医生，也很难保证所有医生都能严格按照某个既定的指南一丝不苟地操作。毕竟每位患者的情况千差万别，如何帮他们选择最合适的心理治疗方案，如何引导他们进入治疗，如何和他们你来我往地对话，都需要量体裁衣，永远做不到像生产药片一样设定一个整齐划一的质量标准，也永远做不到像生产药片一样存在规模效益，只要开足马力生产，单价就能快速降下来。

那么，对于任何一位普通的抑郁症患者来说，心理疗法还有意义吗？

请你别太快放弃希望，这两个缺陷可能都是有解的。

第一个，适用范围的缺陷。心理疗法固然不太适用于严重的抑郁症患者，但是已经有不少研究证明，如果把心理疗法和药物疗法结合起来，可能会收获 1+1>2 的效果。

第二个，成本太高的缺陷更是很有希望攻克。心理治疗的基础是人和人面对面的实时互动，天然没法通过扩大供应量来降低成本。但我们能不能用人工智能技术替代心理医生，用远程通信替代面对面交流，从而降低成本呢？

这并不是我的异想天开。近年来已经有不少公司在试图训练人工智能程序，让它们代替心理医生直接和患者对话。考虑到两种心理疗法，特别是认知行为疗法有比较固定的模式，从理论上考虑，机器人确实有可能取代医生的角色。其中最著名的公司可能是 Woebot，它因为吸引到著名的人工智能专家吴恩达加盟，在过去两年非常火热。Woebot 开发的产品可以在手机上运行，有点像一个专注于认知行为疗法的微软小冰，能够和用户一问一答，帮用户挖掘出认知模式中出现的问题，并解决这些问题。[13]

如果你觉得通过手机屏幕对答不够有人情味儿的话，虚拟现实技术也许能继续提升心理治疗的现场感。实际上，VR（虚拟现实）眼镜已经被用来治疗某些精神疾病了，特别是恐高、怕蛇这样的特定恐惧症。[14] 治疗原理很简单，让人通过 VR 眼镜习惯这些"恐怖"的场景。你可以想象，如果有一天，AI 和 VR 结合起来，也许就可以直接在患者眼前构造出一间明媚温暖的小房间，一个活生生的心理医生形象，让患者可以体验到和真人交流的亲近感、信任感，从而开始一场高度拟人的抑郁症心理治疗。目前，这方面已经有不少技术公司正在尝试，我们可以怀抱乐观的期望。

# 第八章 ———
## 从神经科学视角认识抑郁症

## 神经科学视角（上）：大脑结构和神经信号

尽管认知模式改变和社会关系扭曲确实能够在心理学的层面上解释抑郁症，由此发展出的认知行为疗法和人际关系疗法也确实取得了一些成就，但我们对抑郁症本质的追寻还不能停下来。

原因很简单，这些解释都还没有真正触及看得见摸得着的具体物质，没有落实到大脑具体的哪个部位、哪类细胞、哪种大脑工作机制上去。当我们讨论习得性无助和遭遇同类虐待的时候，我们并不知道这些经历到底在大脑中引发了什么样的变化，这些变化又是怎么导致抑郁症的。

想要真正理解抑郁症，我们可能需要到生物学，特别是神经科学的层面去追寻，看看到底大脑深处的什么东西——比如，一个脑区、一种神经细胞或者一个特殊蛋白质——决定了我们的情绪状态，导致抑郁症的出现。

但是我要提醒你，在整个人类理解疾病的历史上，搞清楚某种疾病的真正原因一直是特别困难的事情。经过多年的知识积累，我们今天已经知道很多疾病的发病原因，比如癌症源自人体细胞不受控制的繁殖，糖尿病源自胰岛素系统失灵。但是如果我们回溯真实的科学史，会发现这些认知的获得都非常困难，甚至很大程度上要依赖于偶然发现。

更要命的是，医生和科学家们没法直接在人体上做实验。很多时候，他们在观察一位患者的具体症状的时候，根本没办法判断这些症状和疾病之间到底是有明确的因果关系，还是仅仅存在相关性，甚至仅仅是巧合而已。如果找不到疾病的具体原因，科学家们就没办法在动物身上模拟这种疾病，更加深入的研究也就无从谈起。这就让人类对复杂疾病的科学理解变得更加困难。比如前面讲过的糖尿病。而抑郁症也是如此。

为了在神经科学框架内解释抑郁症，科学家们先后使用了三种不同的策略，试图在大脑结构、神经信号、神经环路的层面理解抑郁症。

在过去半个多世纪里，在运气的帮助下，这些策略带领我们磕磕绊绊地进入大脑深处，帮助我们获得了对抑郁症更深入的理解。

这一节，我先带你看看前两种策略。

## 从大脑结构性改变层面理解抑郁症

神经科学家的第一个策略是检查抑郁症患者的大脑结构性改变。这是一个最简单直接的思路。正所谓眼见为实，我们可以看看在抑郁症患者的大脑里，是不是某些脑区的大小发生了变化？是不是某类神经细胞太多或者太少了？又或者，大脑不同区域之间的连线发生了改变？

利用诸如功能性磁共振成像、正电子断层扫描这样的脑成像技术，科学家们多次分析了抑郁症患者和正常人的大脑，确实发现了不少结构性的差异。其中最为引人注目的差异出现在五个特殊的区域：海马区、前额叶皮层和前扣带皮层这三个区域的体积变小，活动也减弱；杏仁核和缰核这两个区域的体积和活动强度都增大了。

这些发现最重要的意义在于，确认了抑郁症实实在在能引起大脑变化。而且，这几个大脑区域的变化看起来符合我们的直觉。一般认为，杏仁核和缰核这两个区域负责处理有害刺激和负面情绪，所以它们在抑郁症患者大脑中变大、变活跃了，这很合理。而海马区、前额叶皮层、前扣带皮层都和比较高级的认知功能，比如学习记忆、情绪调节、分析决策相关，抑郁症患者的这些功能确实是被显著影响的。

更重要的是，这些结构改变的信息直接催生了抑郁症的一些治疗方法。比如，用紧贴头皮的线圈产生强大的磁场，直接刺激人脑的前额叶皮层和前扣带皮层区域，这已经被证明是个行之有效的抗抑郁方法。

不过，这样的解释还远远没达到让神经科学家满意的程度。

原因主要有两个。

第一，这样的分析对抑郁症的诊断并没有太大用处。当科学家们说"抑郁症患者的杏仁核变大、前额叶皮层体积变小"这句话的时候，是分析比较了几十甚至几百个人脑的数据之后，根据平均值的差别得出的结论。比如，抑郁症患者的海马区域平均而言比健康人的小 10%。但我们都知道，真实世界里根本找不到两颗完全相同的人脑。在人群中随便找两个人，他们的大脑结构可能就有百分之几，甚至百分之几十的差别。这样一来，那 10% 的差别固然在统计学上成立，也确实有科学上的价值，但根本不能用来判断谁是抑郁症患者。

第二，也是更重要的原因，这样的分析还是太粗糙了。你可能经常在科学新闻或科普文章里看到诸如海马区、杏仁核、前额叶皮层这样的大脑区域，并形成了某些印象，好像这些脑区分别负责不同的大脑高级功能，比如学习记忆、负面情绪、分析决策等。但实际上，这些名词对应的都是特别大的一块大脑区域，里面可能包含着几种甚至几十种完全不同的神经细胞。这些神经细胞的功能不仅存在差别，甚至可能是完全相反或完全不相关的。

比如杏仁核，很多人都知道它和恐惧情绪有关系，是一个相对"低级"的大脑区域。被切除了杏仁核的动物会变得无所畏惧，敢打敢拼。不知道在你看来，杏仁核是不是就像一个装满恐惧信号的小口袋，一旦被刺激就开始释放恐惧，激发诸如逃跑、战斗、焦虑这样的反应？但是实际上，人脑杏仁核的直径足有一两厘米，根据解剖结构至少可以划分成 13 个不同的区域。杏仁核中生活着超过

1000 万个神经细胞，它们会把神经信号送向几乎所有的大脑区域。而且，除了和恐惧相关，杏仁核还和学习记忆、嗅觉信号处理、社交活动，甚至奖赏信号的处理有关。

你看，单单一个低级的杏仁核就这么复杂。至于经常被人提起的前额叶皮层，其实是个非常大的区域，能占到人脑皮层面积的 1/3！

因此，说"抑郁症和杏仁核、前额叶皮层有关"固然没错，但能提供的信息量实在太少、太粗糙了。打个比方，我们当然知道跑步和肌肉有关，但如果停在这一步，不搞清楚跑步过程中到底是什么肌肉按照什么方式收缩、不同的肌肉如何相互协调、什么因素影响肌肉的收缩速度和力量，我们肯定不能说自己彻底搞清楚了运动的生物学基础。同样道理，单单说抑郁症和杏仁核、前额叶皮层有关，距离真正在神经生物学层次上解释抑郁症还差得远呢！

## 从神经信号层面理解抑郁症

那怎么办呢？先不要沮丧，虽然从结构入手遇到了瓶颈，但神经科学家们很快在另一个方向上取得了进展。

我们知道，大脑本质上是一个信息处理器，它最重要的功能是收集、计算、储存和输出信息。要想理解大脑在抑郁症中扮演的角色，我们少不了要理解抑郁症患者的大脑处理信息的功能发生了什么变化。

那人类的大脑是怎么处理信息的呢？简单来说，人脑中有大约 860 亿个神经细胞，每个神经细胞平均而言会和 1000 个其他的神经细胞产生接触，形成一个拥有百万亿数量级的计算节点的三维神经网络。

在这张网络里，神经细胞之间往往是通过化学物质来传递信号的。一个神经细胞释放出一种特殊的化学物质，然后被另一个神经细胞捕捉到，这就是一个典型的信息处理过程。在这个过程里，前一个神经细胞携带的信息，通过这种特殊的化学物质，传递给后一个神经细胞。

因此，这个新的研究思路其实就是要搞清楚，在抑郁症患者的大脑里，负责传递信息的什么化学物质，发生了什么样的变化，最终导致疾病发生。

但这个研究思路没有直接观察大脑结构那么显而易见。人脑中可以传递信息的化学物质有几十种，想要在活人脑袋里检测这些神经信号又非常困难，神经科学家怎么才能找到研究的入手点呢？

运气发挥了更大的作用——而且是两次。

神经科学家们是通过两次意外发现找到研究入口的。

第一次发生在 20 世纪中叶。美国化学家合成了一种叫作异丙烟肼（iproniazid，也叫异烟酰异丙肼）的化学物质。这种物质对肺结核的治疗很有效，很快就被批准上市销售。但是医生们发现，服用这种药物的肺结核患者同时出现了异乎寻常的欣快感，吃得好，睡得好，情绪高涨，对什么事儿都兴致勃勃。一些精神科医生听说这个现象后，就把药物拿去给抑郁症患者使用，结果发现 70% 的患者出现了明显的好转。人类历史上第一个抗抑郁药就这样误打误撞地进入了临床应用。

异丙烟肼这种药物实际上乏善可陈，上市没几年就因为严重的副作用被拿下了，但它的意外出现开辟了抑郁症研究的全新方向。科学家们很快就发现，服用异丙烟肼后，人脑中一类名叫单胺类的化学物质，比如多巴胺、五羟色胺（或者叫血清素）、肾上腺素、去甲肾上腺素等会出现明显的升高。

其中最引人瞩目的当数血清素分子。这个化学物质和情绪的处理相关。无论在抑郁症患者的大脑里，还是在那些饱受折磨的抑郁动物的大脑中，血清素都会大大降低。

就这样，神经科学家们提出了第一个能够在化学物质层面解释抑郁症的模型：血清素这种化学物质如果太少，人就会得抑郁症。这个模型被称作血清素模型。

相比以大脑结构为基础的模型，血清素模型的优点很明确，它不仅给出了一个非常具体的物质解释，还立刻提示了人们该如何治疗抑郁症：找到一种能够提高大脑血清素水平的药物，也许就可以治疗抑郁症。

事实上，从 20 世纪 50 年代开始，在半个多世纪里，抗抑郁药物的开发工作主要就是在这个简单模型的指导下展开的。这一点我会在后文具体介绍。1987 年获批上市的著名抗抑郁药物百优解（Prozac，化学名氟西汀）就是专门针对血清素系统设计的。这种药物也是有史以来销量最大、应用最广泛的抑郁症药物。在今天的抑郁症药物市场上，销量最大的几种药物都是针对血清素分子开发出来的。

但是，血清素类抗抑郁药物有几个根深蒂固的缺点一直难以克服。这些缺点具体是什么我留到后文仔细讨论，但无论如何，人们还得研究更好的抗抑郁药物。

必须得说，运气很眷顾神经科学家和抑郁症患者。2000 年，好运又从天而降，砸到了他们的脑袋上。

这次从天而降的是一个叫作氯胺酮（ketamine）的化学物质。这个名字你可能不熟悉，但你很可能知道它的绰号——K 粉，一种在我国被明令禁止的毒品。同时，氯胺酮作为一种廉价、安全且好用的麻醉剂，被世界卫生组织列入基本药物清单，广泛应用于紧急抢救和外科手术。

2000 年，美国耶鲁大学的科学家们意外发现氯胺酮对抑郁症的治疗有效。[1] 顺着这个意外，研究者们发现：氯胺酮这种物质在大脑中，能够结合和抑制一个名叫 "NMDA 受体"（N-methyl-D-aspartic acid receptor）的蛋白质，从而影响大脑中另一种化学信号分子——谷氨酸的活动水平，起到抗抑郁的作用。

和上一次意外类似，神经科学家提出了第二个能够在化学物质层面解释抑郁症的模型——NMDA 受体的过度激活、谷氨酸信号活动的变化，可能就是抑郁症的原因。而降低 NMDA 受体蛋白质的活性，恢复谷氨酸信号的正常活动，当然就有可能治疗抑郁症。这个抑郁症的新解释，我们可以叫它 "谷氨酸模型"。

根据这个模型，很多大药厂在积极开发类似氯胺酮这样能够抑制 NMDA 受体、改变大脑中谷氨酸信号强度的药物。我估计，也许就在几年之内，谷氨酸模型将会获得和血清素模型同等重要的地位，而对抗抑郁症的谷氨酸药物也将成为市场上的主要玩家。

# 神经科学视角（下）：神经环路

从神经信号层面出发，我们收获了血清素模型和谷氨酸模型，以及能够实实在在治疗抑郁症的药物。但是，神经科学家们没有满足——理由仍然是太粗糙。单单说"抑郁症和血清素有关"就和说"抑郁症和杏仁核有关"一样，这固然正确，但信息量实在有限。

那神经科学家们对抑郁症的理解怎样才能真正从粗糙走向精确？

在我看来，一个希望巨大的思路，是把大脑结构和神经信号这两种解释对应起来，融合在一起。

因为要想透彻理解大脑的工作原理，大脑的具体结构和负责传递信号的化学物质两者缺一不可。这就像我们研究一本书，既需要知道它用了什么纸张、什么油墨、多大开本、怎么装订——这些都是结构，也需要知道它上面印刷了什么文字，每个字都是什么意思，作者想要表达的思想是什么——这些都是信息。结构和信息结合在一起，我们才能真正理解一本书。

对于抑郁症的研究，我们最终期待看到的是，大脑中哪个区域的什么类型的神经细胞，利用哪一种特定的神经信号，将什么样的信息传递给其他大脑区域的哪些神经细胞。只有这样，我们才能真正理解人类的感情和意识是如何在这个过程中涌现出来的，理解抑郁症患者的大脑里到底什么细节出了问题。

这一节，我会继续从神经科学的角度讨论抑郁症。不过，这一轮讨论的目标是把大脑结构和神经信号结合起来，在神经环路的水平彻底理解抑郁症。

## 从神经环路层面理解抑郁症

什么叫神经环路呢？这是一个诞生时间不长的概念，它指的是在大脑内部，不同区域的神经细胞如何连接在一起，又如何通过神经信号彼此传递信息。你看，神经环路是一个能够把大脑结构和神经信号结合在一起的研究思路。

其实，神经环路这个概念是神经生物学家从计算机科学那里借用过来的。在神经科学家的世界里，一个神经细胞对应的就是一个诸如二极管和电容器这样的电子元器件，而一个神经环路对应的就是集成电路板上几个电子元器件连接起来形成的一条特定的电路。

那到底怎么搞清楚抑郁症的神经环路呢？

概念上倒是很简单。我们已经知道抑郁症和哪些大脑结构、哪些神经信号有关，只要分别从已知的大脑结构出发寻找对应的神经信号，再从已知的神经信号出发寻找对应的大脑结构，就可以把大脑结构和神经信号整合起来了。

我先用一个案例来说明一下什么叫"从大脑结构出发寻找对应的神经信号"。

前文提过，有一个叫缰核的大脑区域会在抑郁症患者的大脑里体积变大、活动变强。在实验动物身上，科学家们也发现，如果给动物施加各种惩罚让它们陷入抑郁状态，动物大脑中的缰核区域（特别是缰核的一个单元，叫作外侧缰核）也会非常活跃。反过来，如果直接用电或光刺激激活外侧缰核区域，动物会直接展现出抑郁行为。

了解了大脑结构，我们就可以看看外侧缰核里的神经细胞到底是用什么神经信号和其他神经细胞交流信息了。结果发现，外侧缰核区域里的神经细胞大多数都依靠释放谷氨酸这种化学物质向其他细胞传递信息。这样一来，大脑结构和神经信号就被对应起来了。我们就知道，外侧缰核区域的神经细胞通过释放谷氨酸，能够引起抑郁状态。

这个信息立刻可以被用来进一步定位抑郁症的神经环路。科学家们可以把外侧缰核区域里释放谷氨酸的神经细胞标记成荧光绿色，然后一路顺着荧光信号追踪，看着这些神经细胞会将长长的突起伸到大脑的哪些区域。就在 2019 年底，加州大学伯克利分校的科学家们就利用这个思路，发现有一群外侧缰核区域的神经细胞通过释放谷氨酸，抑制了中脑区域里一群专门释放多巴胺的神经细胞，从而降低多巴胺的输出。[2]

多巴胺这种化学物质和动物的动机、欲望有密切的关系。因此，这个发现就能解释为什么抑郁状态下的动物对什么奖励和惩罚都无动于衷了。

你看，在这个研究案例中，科学家们从某一个和抑郁症相关的大脑结构（比如外侧缰核）出发，再把特定的神经信号（谷氨酸）

对应上去，最终成功找到了一条能够决定抑郁状态的神经环路。

我们再通过另一个案例来看看什么叫"从神经信号出发寻找对应的大脑结构"。

人们早已根据血清素模型开发出了一系列治疗抑郁症的药物，那么，有没有可能从血清素这个神经信号出发，找到影响抑郁症的神经环路呢？

当然可以。

负责生产和释放血清素的神经细胞主要集中在大脑的中缝背核区域，但是这些神经细胞通过长长的轴突几乎能够和大脑其他区域都产生联系。从这个角度看，要想找出血清素到底在哪个脑区发挥作用，实际上并不容易。

但是，既然血清素是负责在神经细胞之间传递信息的，那它在被一些神经细胞释放出去以后，总需要通过某种方式被别的神经细胞检测到才算完成了使命。而负责检测血清素分子的是一类叫作"血清素受体"的蛋白质。它们定位在神经细胞的细胞膜上，专门负责探测是不是有血清素分子靠近自己。人体中一共有 15 种不同的血清素受体蛋白，它们的功能有所不同，在大脑中的具体位置也不一样。这就给了科学家们机会——通过研究血清素和血清素受体的位置，找到和抑郁症有关的神经环路。

具体来说，科学家们发现，这 15 种血清素受体蛋白中只有一小部分真的和抑郁症相关，特别是其中一个叫作血清素 1A 受体的蛋白质。如果小鼠体内没有这个特殊的血清素受体，就会对抗抑郁药失去反应。也就是说，抗抑郁药物的疗效高度依赖这个特殊的血清素受体。这样一来，科学家们只需要在大脑中寻找血清素 1A 受体到底在哪些位置出现，就有可能找到一条和治疗抑郁症有关的神经环路。

2015 年，美国哥伦比亚大学的科学家们发现，血清素 1A 受体在小鼠大脑的海马区域特别多。[3] 那么，是不是中缝背核的神经细胞释放的血清素分子，通过海马区域的血清素 1A 受体，直接影响了大脑海马区的功能，从而参与了抑郁症的发病呢？

看起来确实如此。这些科学家特别做了一个实验，专门破坏了海马区域的血清素 1A 受体，与此同时，大脑其他地方的 1A 受体仍能正常工作。但是这样一来，这些小老鼠再也不会对百优解这样的抗抑郁药有反应了。

你看，在这个研究案例中，科学家们是从某一个和抑郁症相关的神经信号（比如血清素）出发，再把特定的大脑结构信息（也就是中缝背核和海马区域）对应上去，最终成功找到了一条能够影响抗抑郁药作用的神经环路。

## 如何利用神经环路治疗抑郁症

沿着"从大脑结构出发"和"从神经信号出发"的两个思路，神经科学家们在过去二三十年里已经找到了很多条和抑郁相关的神经环路。上文专门作为案例分析的两条神经环路只是其中比较引人注目的例子而已。

看到这里，你可能马上会提出一个问题：神经科学家们为什么要在这么细节的层面上研究抑郁症？

当然还是为了更好地治疗抑郁症。

我们不妨类比一下癌症的治疗。当下对抑郁症的治疗方法有点像单纯用手术切割肿瘤，或用化疗药物杀死一切正在分裂繁殖的细胞。效果固然不错，却难免会误杀大量正常人体细胞，影响人体机能，同时又不可避免地会放过很多隐藏在身体各处的癌细胞。这也是为什么近年来人们热衷于开发各种各样的癌症靶向药物，追求更精准、更高效地杀死癌细胞的原因。

而针对抑郁症的神经环路研究，其实就是为了有一天能够帮助人们根据这些精细的环路信息，开发出疗效更好、副作用更小的抑郁症药物。

当然，我得泼一盆冷水：到今天为止，人类还没有成功开发出能够如此操纵神经环路、治疗抑郁症的药物。

这又是为什么呢？简单来说，在神经环路研究这个新兴领域里，基础研究走在了技术开发的前面。我们已经找到了不少抑郁症相关的神经环路，却没有很好的技术手段能够真正在人体上操纵神经环路。

目前，在动物模型上操纵神经环路倒是已经有非常成熟的技术了。比如，要想操纵外侧缰核的谷氨酸神经细胞中脑区域的多巴胺神经细胞这条神经环路，人们可以用病毒作为工具，把一种能够感光的蛋白质放进谷氨酸神经细胞中。然后，在小老鼠的脑袋上打一个小洞，把一根光纤插入小老鼠大脑深处，启动蓝光，照射外侧缰核区域。这样就可以非常高效地激活这些神经细胞，从而启动整条神经环路。

　　但不管是用病毒感染大脑，还是在颅骨上打一个洞插根光纤进去，显然都不适合在人体上使用——这种操作破坏性太强了。而人们至今还没能发明出一种方法，无创伤地精确操纵神经细胞。

　　在未来，神经科学家们也许能想出更聪明的办法，比如用磁场、电场、超声波等，远程无损地操纵神经环路。到那个时候，这些年来积累的关于抑郁症的神经环路信息就可以立刻派上用场了。

　　当然，即便在当下，我们也不是完全没有办法可想。做开颅手术有点太过激进，但能否发明一种药物，特异性地调节某一条神经环路呢？

　　2016 年，美国西奈山医学院的科学家们发现，在中脑区域的多巴胺神经细胞里有一个名叫 KCNQ 的蛋白质对这些神经细胞的活动有明显的影响。[5] 如果能找到一个药物专门调节这个 KCNQ 蛋白质，不也可以影响外侧缰核到中脑这条神经环路，治疗抑郁症吗？

　　2018 年，中国浙江大学的一群科学家就发现，在外侧缰核的谷氨酸神经细胞里还有一个很特殊的蛋白质分子，名叫 T 型钙离子通道蛋白（T-type voltage sensitive calcium channel，T-VSCC），也能够影响这些谷氨酸神经细胞的活动。[4] 如此一来，如果能够找到一种药物专门调节这个 T-VSCC 蛋白的活动，不就可以影响外侧缰核到中脑这条神经环路，治疗抑郁症了吗？

　　就在最近，这些科学家已经在抑郁症患者身上尝试这两个治疗思路了。至于结果如何，让我们拭目以待。

# 药物治疗（上）：血清素模型和百优解奇迹

基于人们在神经科学层面上，特别是神经信号分子层面上对抑郁症的理解，我们收获了用药物治疗抑郁症的手段。实际上，考虑到心理治疗成本高和心理医生资源紧缺的限制，药物治疗是全世界绝大多数抑郁症患者首选的治疗方式。

更有意思的是，抑郁症药物的开发反过来帮助我们更好地理解抑郁症的神经生物学原理。基础研究和临床应用在抑郁症这里找到了很好的结合界面。

我会在接下来的两节分别介绍抑郁症背后的两种神经生物学模型——血清素模型和谷氨酸模型，以及这两个模型是如何为我们带来两代完全不同的抑郁症药物的。

## 血清素模型的构建

在血清素模型出现之前的数千年里，尽管人们对抑郁症有着各种各样的猜想——从古希腊时代希波克拉底提出的"黑胆汁过多"，到中世纪基督教会认为的"和魔鬼对话"，再到从童年创伤到心理变态的各种近代解释——但这些假说都有一个核心缺陷，就是没有任何一种解释能把抑郁症和某个看得见摸得着的物质实体联系在一起。这就意味着，所有解释最终都成了自说自话的空洞模型。

直到异丙烟肼出现。既然这种药物能够有效治疗抑郁症，那么，搞清楚它在抑郁症患者体内、大脑细胞内部到底是怎么起作用的，我们就有可能真正理解抑郁症的本质。

神经科学家们确实是这么做的。很快，他们发现异丙烟肼进入人体之后，能够结合一个名叫单胺氧化酶（monoamine oxidase，MAO）的蛋白质分子，阻止它发挥功能。而单胺氧化酶的作用主要是分解破坏人体内几个重要的神经信号分子——血清素、多巴胺、去甲肾上腺素等。这样看的话，服药后，人脑中的这几种神经信号分子会大大升高。反过来，人们会得抑郁症，是不是就是因为这几种信号分子太少了呢？

这个非常简单的模型很快被另一个偶然发现的药物进一步夯实。在异丙烟肼被发现 5 年之后，精神科医生们又发现，丙咪嗪（imipramine）这种本来用来治疗精神分裂症的药物歪打正着也对抑郁症的治疗效果非常好。丙咪嗪虽然和异丙烟肼的作用机理完全不同，但也能提高人脑中几种神经信号分子，特别是血清素和去甲肾上腺素的水平。

冥冥之中仿佛自有天意，两种风马牛不相及的药物殊途同归地指向同一个抑郁症的新解释：当大脑中的神经信号分子，特别是血清素和去甲肾上腺素数量太少时，人就可能得上抑郁症。反过来，如果提高这些神经信号分子的水平，就可以治疗抑郁症。

到了 20 世纪 60 年代，人们的关注点进一步聚焦在血清素这种单一的神经信号分子上。除了上面的证据之外，还有一个特别有力的证据，就是在抑郁症患者的尸体中，以及在那些被科学家们反复折磨出现了抑郁症症状的动物身上，血清素的水平都有明显的降低。

到此，统治抑郁症科学界半个多世纪的血清素模型基本构造完毕。这个简单的模型其实可以用两句话概括：血清素水平太低导致抑郁症，提高血清素能够治疗抑郁症。

其实就算是在当年，这个模型也显得太过粗糙。人脑有那么多神奇的功能，抑郁症患者有那么多复杂的症状，实在不太可能只用一个简单的化学分子就彻底解释得了。更不要说血清素是人脑最重要的神经信号之一，它可不仅会影响情绪，还和人的学习、记忆、食欲、睡眠、运动、社交各种机能密切相关，甚至跟肠道蠕动都有关系。

但即便存在过度简化的问题，血清素模型的意义仍然极其重大。它的建立意味着人类可以把一种原本看不见摸不着的、与人类情绪和认知密切相关的疾病，和一种简单的化学物质联系在一起。这是神经科学的巨大胜利，还反过来帮助我们确信，人脑和人类智慧虽然复杂，仍可以被科学解释。

## 基于血清素模型的药物开发

对抑郁症患者而言，这个模型不光具有解释力，还很有用。它立刻提出了解决抑郁症的现实路径，那就是设计药物，直接提升血清素水平。

顺着这个逻辑，更多模仿异丙烟肼和丙咪嗪的药物被设计出来，直接用来治疗抑郁症——这就是今天市场上仍然在使用的单胺氧化酶类抗抑郁药和三环类抗抑郁药。

但我想着重介绍的是血清素模型直接孕育的"子女"，一类叫作"血清素再摄取抑制剂"（selective serotonin reuptake inhibitor, SSRI）的药物。

这个拗口的名字背后，有着一个非常深刻的生物学洞察。人们发现，血清素作为一种神经信号分子，正常情况下被存储在神经细胞内部。当这个神经细胞活跃起来、需要向其他神经细胞传递信息的时候，血清素分子就会被一股脑释放出来，移动到几十纳米之外的其他神经细胞表面，通知这些神经细胞赶紧苏醒过来，有新的信息需要传递了。

但这些被用过一次的血清素分子并没有就此消失。20 世纪 60年代，科学家们发现了一个名叫"血清素转运体"的蛋白质。这种蛋白质分子的功能有点像一个水泵，能够帮助神经细胞把已经释放出去的血清素分子再"泵"回细胞内部，包装起来留待下一次使用。

这样看来，要提高大脑中的血清素水平，有一个非常简单直接的办法。用一个塞子把"血清素转运体"这个水泵塞住，让它无法回收血清素。那么，血清素一旦被释放出来，就再也没地方可去，只能在大脑里游荡。慢慢地，人脑里血清素分子的浓度不就上去了吗？这就是"血清素再摄取抑制剂"这类药物的设计原理。

基于这一原理开发出的第一个"血清素再摄取抑制剂"分

子——氟西汀，就是前文提过的鼎鼎大名的百优解。在它的巅峰时期，全世界有近 4 000 万人靠它对抗抑郁症。[6] 百优解甚至进入世界卫生组织的基本药物清单，纳入世界上 100 多个国家的基础医疗服务中。

继百优解之后，世界各大药厂还陆续开发出 20 种左右的同类型抗抑郁药。直到今天，这些主要通过抑制血清素重新吸收、提升大脑血清素水平的药物，还是全世界治疗抑郁症的首选药物。就这样，人类在神经科学层面对抑郁症的解释和对抗，走完了第一个历史大循环。

但抑郁症的历史并未就此停下脚步。在百优解（以及同类药物）被广泛使用的过程中，一些让人非常困惑的现象慢慢浮现。这些现象反过来督促我们进一步更新抑郁症的神经生物学模型，找到更好的抑郁症药物。

## 困惑一：药物"挑"患者

在服用了医生开出的抗抑郁处方药之后，只有一小部分抑郁症患者（大约 30%）对药物有积极的反应，抑郁症状能获得明显改善。该药物对其他患者要么是根本无效，要么是副作用太大，患者难以坚持用药。这个时候，医生往往需要换一种同类的抗抑郁药给患者使用。如果还是不行，就再换一种。很多患者要换三四次药，才能找到一种能承受副作用、效果也很好的药物。还有大概 30%的患者，对这些药物全都没有反应。

更让人困惑的是，尽管这些抗抑郁药从原理上看都能很好地提升大脑血清素水平，有些药物甚至在化学结构上都非常相似，但是针对具体的患者，哪个药效好，哪个副作用强，似乎是完全随机的。这让药物治疗变得漫长、煎熬、难以预测。医生和患者只能在一轮一轮的尝试中循环，等待奇迹出现。而这个过程很可能会长达一年。这种药物"挑"患者的情形让人非常苦恼。

如果先把那 30% 对药物毫无反应的患者放一边，能不能至少找出一个办法，让医生开处方的时候能预测出什么药物可能对患者有效呢？

答案是药物遗传学。这是一门在 21 世纪初、人类基因组测序完成后，才慢慢浮出水面的学科。它研究的是药物进入人体后，分解、吸收、起效、排泄的全过程和人体基因之间的关系。人们已经发现，抗抑郁药物的反应有差不多 50% 是由遗传因素决定的。那么，如果能够找出哪些遗传变异影响了哪些药物的效果和副作用，应该就能帮助医生选择合适的药物。

在过去十几年里，先后出现了约 20 种药物遗传学预测工具，也有几项小规模研究证明，医生们如果使用这些工具来开药的话，确实能更有效地治疗抑郁症患者。[7]

但是直到当下，由于使用成本、需要额外学习、不够了解，以及现有药物遗传学预测工具的准确性还有不少争议的因素，这项技术的应用还有局限。即便在这些工具最流行的美国，也只有不到 10% 的精神科医生会使用，更不要提在中国了。

在我看来，针对抑郁症药物的预测，核心也许不是生物学，而是大数据科学。一方面，人们要采集尽可能多的患者、尽可能多的生物学指标——从身高、性别、体重，到基因组序列蛋白组信息和肠道菌群；另一方面，要采集每一位患者的健康和疾病情况，以及他们对不同药物的反应。然后在两组大规模数据之间建立模型，找到相关性，即哪些生物学指标的哪些组合能够预测疾病、能够预测药物的效果。

这件事当然很不容易。只要想想这背后需要的数据量，以及采集这些生物数据需要的成本，你可能就会知难而退。我自己的一个设想是，也许在未来，掌握海量人类基因和行为数据的基因大数据公司，和掌握海量医疗数据的医院，能够打通彼此的数据，真正实现对每个人疾病情况和用药情况的准确预测。谷歌公司的 Project Baseline（基线计划）、谷歌投资的基因测序公司 23andMe，就在做类似的事情。

## 困惑二：药物起效慢

前文提到，抑郁症患者可能需要换三四次药才能找到一种合适的药物，这个过程耗费的时间可能会长达一年。

为什么换三四种药就得花一年时间？

这是因为，和大多数药物不同，抗抑郁药的起效速度非常缓慢。患者往往需要坚持服药一个月到一个半月，才能体会到情绪状态的改善。一来二去，需要的时间当然就长了。更有甚者，抗抑郁药在起效之前往往会短暂地加重抑郁症状。部分患者在刚服药的两周内，自杀的念头会变得更为强烈。[8] 这让抗抑郁药物的作用显得更加扑朔迷离。

　　我得强调一下，这种起效缓慢的情况应该不是药物本身的问题。人们已经发现，服药后几小时、甚至几分钟内，人脑的血清素水平就会快速上升。可抑郁症状为什么没有立刻缓解，还要再等上一两个月呢？为什么在此之前症状甚至会恶化呢？

　　显然，这个让人困惑的发现意味着血清素模型需要被修正。至少，血清素水平高低和抑郁症之间的关系，没有我们之前理解的那么简单直接。

　　目前，这个困惑还没有得到完美的解答，但有三个解释看起来是有说服力的（不过请注意，这三个解释仍然承认血清素在抑郁症中的核心地位，只是对细节信息作出了补充）。

　　（1）负反馈循环。

　　在服用抗抑郁药之后，患者大脑中的血清素确实变多了，但这些多余的血清素反过来作用在那些释放它们的神经细胞上，压制了这些神经细胞的活动，让它们接下来少释放血清素——这其实是一个经典的负反馈循环。

　　大约几周后，神经细胞才能慢慢适应血清素变多这个新常态，重新开始活动，释放血清素。直到这个时候，抗抑郁药的正面作用才能体现出来，抑郁症患者才会感觉好转。

　　（2）新生神经细胞。

　　人们发现，在服用抗抑郁药之后，升高的血清素能够在人脑的海马区域起作用，让那个区域里生长出更多的神经细胞。这些新生细胞被整合进人脑现成的神经环路和神经网络，也许就起到了改变认知模式、改善抑郁症状的功能。

这个解释也得到了不少证明。人们发现，如果改造动物的大脑，让海马区的神经细胞压根感觉不到血清素，或者干脆杀掉海马区域所有新生神经细胞，那么抗抑郁药的效果就完全消失了。而神经细胞从诞生到成熟，再到整合进入大脑神经网络，差不多需要一两个月的时间。按照这个解释，抑郁药的作用缓慢，是因为神经细胞的新生需要时间。

（3）血清素有特别复杂的作用机制。

前文讲过，在人体中，血清素拥有 15 种不同的蛋白质受体。通过这些受体，血清素几乎能影响人类所有的情绪、认知和行为。

吃药提升血清素只是在大脑中刮起一阵血清素的风暴，尽管无坚不摧，却过于粗暴，可能会同时引发多种不同的情绪反应，导致大脑彻底混乱——不仅使药物起效慢，甚至在刚开始服药的一段时间内，抑郁症患者的病情还会加重。

必须承认，这三个看起来很有道理的解释还需要更多证明，特别是人体研究的证明。但更重要的问题在于，即便这三个解释都是对的，也没法改变抗抑郁药起作用非常缓慢、药效和副作用难以预测这个现状——这才是我们最关心的问题。

幸运的是，在世纪之交，又一个偶然发现带来了抑郁症药物市场上的另一次范式革命。而这一次，我们收获的是另一套能够解释抑郁症的神经生物学模型，和新一代能够快速起效的抗抑郁药。

# 药物治疗（下）：谷氨酸模型和抗抑郁药的第二春

粗略估计，大约 70% 的抑郁症患者的症状，能够被根据血清素模型研发出的抗抑郁药物部分甚至完全缓解。[9] 但是，"挑"患者和起效慢这两点，大大限制了这类药物的应用范围，比如难以适用于病情特别危急、有强烈自杀倾向的患者。

幸运的是，谷氨酸模型的出现有可能为我们带来新一代抗抑郁药物，特别是能够快速起效的抗抑郁药物。这些药物大概率不会取代上一代血清素药物，但是两者结合，将有可能实现对抑郁症的全面合围。

## 谷氨酸模型的构建

前文讲过，谷氨酸模型的由来也有那么一点点运气成分。

既是麻醉剂又是毒品的氯胺酮自发明之日起，就有不少医生注意到它对情绪的强烈刺激作用。比如，用氯胺酮麻醉病人的时候，病人常常会不由自主地微笑甚至开怀大笑。这当然会让不少精神科医生联想起那个被开发成肺结核药物，却阴差阳错地出现了抗抑郁效果的异丙烟肼。会不会氯胺酮还有抗抑郁药的第三重身份呢？

猜归猜，考虑到氯胺酮毕竟是毒品，并没有多少人会真的把它给抑郁症患者使用，直到前文提过的耶鲁大学科学家们的意外发现。2000年，这群科学家第一次给7位抑郁症患者注射了低剂量的氯胺酮，准备好好观察一下效果。从实验设计和人数选择上看，这些科学家大概计划先测试一下氯胺酮的安全性，如果没有明显的副作用，再加大剂量、扩大人群规模。[10] 结果发现，在静脉注射氯胺酮后短短三四个小时内，几位患者的抑郁症症状就有了非常显著的改善，药效还能持续一两个星期。

不过请你一定注意，在这项研究里，氯胺酮的使用剂量是受到科学家们严格控制的，不光低于氯胺酮作为毒品使用的剂量，也大大低于氯胺酮作为麻醉剂使用的剂量。

很快，越来越多的医生在越来越多的抑郁症患者身上验证了氯胺酮的疗效。它不仅起效快，还能很好地治疗那些尝试各种抑郁药无效，即所谓难治性抑郁症的患者，避免了传统抗抑郁药起效慢、"挑"患者这两大问题。在21世纪的第一个十年里，全世界精神科医生都在兴奋地谈论氯胺酮是不是他们期待已久的抑郁症神药，讨论抑郁症药物开发的第二个春天来了。

氯胺酮在大脑中的作用机制前文已经介绍过，简单地说，它能够通过影响大脑中谷氨酸神经信号的活动来抑制抑郁症。

和血清素一样，谷氨酸也是神经元之间用来传递信息的一种神经信号分子，而且它的分布范围比血清素更广。特别是在大脑皮层和海马区这些负责高级认知功能的区域，谷氨酸的分布尤其广泛。这也正是氯胺酮会引发灵魂出窍、灵肉分离这类幻觉的原因。

于是，在这些早期研究的基础上，人们很快仿照血清素模型提

出了抑郁症的谷氨酸模型：抑郁症和 NMDA 受体的过度激活以及
谷氨酸信号的异常变化之间，存在因果关系。

## 氯胺酮大规模应用的局限性

意外找到了氯胺酮这个非常神奇的抗抑郁药，也提出了谷氨酸
模型，接下来，这类药物是不是可以大规模推广用于治疗抑郁症
了呢？

实际上，在美国已经有不少"氯胺酮地下诊所"（ketamine
clinics）打出招牌，吸引抑郁症患者前来接受氯胺酮注射。但严格
来说，这种操作是不合法的——迄今为止，氯胺酮的法定用途只有
麻醉剂这一种，各国药监局从没有批准过氯胺酮可以被用来治疗抑
郁症。

这是因为，氯胺酮在抗抑郁这个领域的大规模应用，有三个很
难解决的障碍。

（1）副作用方面的障碍。

氯胺酮毕竟会严重影响人脑的功能。服用氯胺酮的几个小时
里，人们会出现强烈的幻觉，感觉自己灵魂飞升，"看"到声音，
"听"到色彩，整个世界在旋转和扭曲，有时候这些幻觉还能引发
严重的意外事故。另外，如果长期服用，氯胺酮会对身体各个器官
造成严重的危害。如果在生育期服用，还可能导致下一代畸形。

当然，作为抗抑郁药使用的时候，氯胺酮的使用量是非常非
常低的，大概只有吸毒者使用剂量的 1%。至少在目前的临床研究

中，这么低剂量的氯胺酮，不管单次使用，还是持续几周、每隔几天注射一次，引起的副作用都是有限的、可控的、不成瘾的。但无论如何，作为一种毒品，它总是会干扰人脑正常的功能。甚至有研究发现，氯胺酮抗抑郁的效果依赖于它产生的灵魂离体的幻觉。这样一来，人们很难彻底放心地大规模推广氯胺酮的应用。

（2）监管法规方面的障碍。

氯胺酮毕竟是一种毒品。我国的《非药用类麻醉药品和精神药品列管办法》明文列出，氯胺酮是法律意义上不折不扣的毒品。虽然它被允许作为麻醉剂使用，但生产、运输、销售、使用都受到严格的管制。如果放开氯胺酮的抗抑郁应用，就意味着它的适用范围会有几个数量级的扩大，患者还可能把它带回家去随时使用。如果这些氯胺酮流入地下市场，毒品泛滥，这个后果可是谁都担不起的。这既是公共管理的必要考量，又是医学伦理的基本底线，我们必须高度警惕和重视才行。

（3）商业方面的障碍。

推广氯胺酮的抗抑郁疗效无利可图。氯胺酮是一种半个多世纪以前上市的药物，专利保护期早就过了，任何医药厂家都可以在质量过关的前提下低成本地生产和销售这种药物。但是请注意，这样生产出来的氯胺酮只能作为麻醉剂销售和使用。

这也就是说，如果一个药厂想推广氯胺酮的抗抑郁疗效，它就需要为氯胺酮开发专门的低剂量包装，然后在患者群里做大规模的临床研究以便证明其安全性和疗效，之后才可以推广上市。根据药物研发的一般规律，这个过程可以轻松花掉几年时间和几亿美元。

但是等这个药厂真的开始销售"抗抑郁药"氯胺酮的时候，它会发现自己的药根本卖不出去。这是因为，既然这个时候氯胺酮已经被证实能抗抑郁，那医生和患者就可以堂而皇之地购买别的厂家生产的"麻醉剂"氯胺酮，稀释一下直接用就好了。这种操作有个专门的名字，叫作"超药品说明书用药"（off-label use），是现有监管法规允许的。这样一来，那个花了大价钱辛辛苦苦去验证氯胺酮疗效的药厂就完全为他人做了嫁衣。这种商业上根本无法成立的好事，实在没人会去做。

## 基于谷氨酸模型开发药物的新思路

虽然这几个障碍阻止了氯胺酮的大规模应用和推广，但氯胺酮这个意外发现能不能帮我们开辟一条抗抑郁药的新方向呢？我们一起来看看。

能最先被解决的大概是商业上的障碍。只要药厂能够开发出一种和氯胺酮结构上类似、功能接近的化学物质，证明它和氯胺酮有相似的抗抑郁功能，这家药厂就可以合法合规地上市销售这种全新的抗抑郁药，还不需要担心来自氯胺酮的竞争。因为医生为患者选择药物的时候，显然会更倾向用处方开一个合法合规的抗抑郁新药，而不是偷偷给患者用一种臭名昭著的毒品和被限制使用的麻醉剂。

2019 年初，美国强生公司（Johnson & Johnson）开发的新型抑郁药 Spravato 正式上市。这种药物的开发就遵循了上面这套逻辑——实际上，还要更简单粗暴一点。Spravato 的有效成分是一种叫作 S-氯胺酮（S-ketamine）的化学物质，简单来说，这种物质就是传统氯胺酮药物的组成部分之一。

人们早就发现，氯胺酮其实是两种化学构成完全一样、三维结构完美对称的化学物质的混合物——S-氯胺酮和 R-氯胺酮。强生公司敏锐地抓住了这个信息，通过化学合成单纯的 S-氯胺酮，并证明它的疗效和氯胺酮类似，这样就可以把它以一种全新药物的身份推入市场。而且，强生公司把这种药物设计成喷鼻剂，大大方便了患者的使用。根据强生公司的估计，这种新药上市后的销售额有望达到每年 10 亿美元。

根据同样的逻辑，还有公司在试图把氯胺酮的另一种成分——R-氯胺酮（R-ketamine）开发成全新药物推上市场。

也许你会觉得这个操作看起来有点不伦不类。既然 S-氯胺酮和 R-氯胺酮压根就是氯胺酮的一部分，那为什么放着便宜的老药不用，非要去开发换汤不换药的昂贵的新药呢？

这其实是药品专利保护制度下的必然结果。药品专利授予一家公司开发的、具备全新化学结构的药物 20 年的市场独占期，以此激励制药公司尽可能多开发全新药物出来，丰富医生和患者们的选择。但这个制度有时候会起到负面效果，比如，会阻止药厂挖掘那些已经过了专利保护期的老药物的新用途。氯胺酮就是这样的一个例子。

在我看来，药厂之外的其他机构，比如医院、患者组织、政府医保部门，应该主动承担起老药新用的研究工作，为药物，也为患者，找到更多机会。

商业上的障碍解决了，新的抗抑郁药 Spravato 也确实上市了。但是无论怎么挖掘潜力，氯胺酮最多分成 S-氯胺酮和 R-氯胺酮两个成分。而且，不管哪个成分都存在氯胺酮本身的副作用，由此带来的监管和滥用问题也可能都还在。

这时候，我们需要重新回到谷氨酸模型里，看看能不能利用这个模型找到更多对抗抑郁症的方法。

我在此介绍两个具有可能性的思路。

第一个思路其实很容易想到。只要我们能够设计出一种药物，能像氯胺酮一样，结合、干扰 NMDA 受体的活动，就有可能治疗抑郁症。而且，我们也许能找到一些药效不错、副作用还更小的抗抑郁药。

更有意思的是，在神经科学历史上，NMDA 受体并不是一个新面孔。它被认为是人脑学习记忆的核心，已经被神经科学家们研究了几十年。这个蛋白质长什么样子、哪里能够结合药物、怎么让它打开和关闭，神经科学家们心里早就有数了。因此，在短短几年之内，就有十几个针对 NMDA 受体的抗抑郁药物被设计出来。就在 2019 年底，已经有近十个药物进入人体临床试验了。在几年之内，我相信一定会有和氯胺酮结构不同，但是功能类似、副作用更小的抗抑郁药进入市场。抗抑郁药物的第二春可能真的会很快到来。

第二个思路虽然没那么直接，但也许能帮助我们开发出终极版本的快速抗抑郁药——拥有比氯胺酮更快更强的疗效，但完全没有它的副作用。

要做到这一点，我们得再回头看看谷氨酸模型。

谷氨酸在人脑中被广泛使用，大脑皮层可能有 80% 的神经细胞会分泌谷氨酸，依靠它传递信息。可以说，你能想象的大脑的所有功能，可能都离不开谷氨酸的参与。因此，从逻辑上考虑，简单地操纵 NMDA 受体、改变谷氨酸活动，就算能够治疗抑郁症，也肯定会引起各种副作用。氯胺酮就是最好的证明。

那怎么办呢？最好的办法就是上一章提过的神经环路。如果能够在这个层面解释抑郁症，搞清楚谷氨酸活动下降，到底是在哪个大脑区域、哪些神经细胞、哪条神经环路上导致抑郁症的，然后针对这条非常特殊的神经环路去设计药物，也许就能完全复制氯胺酮的药效，同时避免氯胺酮的副作用。比如前文提过的浙江大学科学家、美国西奈山医学院的科学家们的发现，都有可能从神经环路上帮我们开发出更有针对性的抗抑郁药物。

在我看来，这些基于谷氨酸模型设计出来的能够快速起效的抗抑郁药物，大概不会取代现有的血清素类抗抑郁药，而是会和这些起效缓慢的药物形成搭配，为抑郁症患者提供更加丰富的药物组合。

# 大脑刺激：抵抗抑郁症的最后一道防线

心理治疗和基于血清素模型、谷氨酸模型的药物治疗，代表目前全世界治疗抑郁症的主流方案。我在前文做过一个推算，目前，这些治疗方案已经可以帮助到 90% 左右的抑郁症患者。

当然，这仅仅是非常粗糙的、单纯基于疗效的推算。抑郁症治疗方案的选择实际上还会受到很多具体因素的影响，比如患者的经济情况，药物在不同国家和地区到底能不能合法使用，等等。这个推算的目的主要是和你一起来看看，抑郁症在多大程度上是可以治疗的，又该怎么治疗。

这一节，我想讨论下那剩下的 10% 的抑郁症患者该怎么办。

他们可能已经尝试过所有常规的治疗方案，但是毫无起色。这部分患者中的很多人可能都是几年甚至几十年的顽固抑郁症患者，他们的健康、工作、家庭、甚至整个人生，都已经被严重的抑郁症揉搓、撕扯得支离破碎。

## 重新认识电休克疗法

对这类患者来说，有一种可行的治疗方案，就是直接用电流、磁场刺激大脑，强行改变大脑的工作模式，把他们从重度抑郁症中直接拯救出来。

这类方法里最古老的一种，是 20 世纪 30 年代就被发明出来的电休克疗法（也叫电痉挛疗法，electroconvulsive therapy，ECT）。这个方法操作起来很简单：医生把两个电极紧紧贴在患者的头皮上，然后打开电源，用微弱的电流刺激大脑。人脑神经细胞其实都是靠微弱的电活动来接收和发出信息的。因此，电流流经大脑会大范围干扰神经细胞的工作，引发类似癫痫的大脑反应。医生们早就发现，这种人为引发的癫痫能够非常有效地治疗不少精神疾病，比如精神分裂症、药物成瘾以及抑郁症。一直到今天，电休克疗法都是世界各国治疗抑郁症的标准方案之一。

但是，电休克疗法从诞生起就是一个争议不断的技术。

首先，它的操作过程让人望而生畏。癫痫病人发病时，由于大脑活动混乱，失去了对身体的控制，患者可能会出现意识丧失、牙关紧咬、口吐白沫、四肢僵硬和抽搐等行为。早期的电休克疗法也会引起类似的、甚至更加剧烈的反应。为了防止患者在刺激之下咬断自己的舌头，或者四肢强烈的抽搐伤害到自己和他人，医生们往往还需要给患者的嘴巴里塞上东西，用皮带紧紧地捆绑他们的手脚——即便如此，很多时候患者的四肢骨骼还是会因为强烈的挣扎而折断。不管是对病人自己、对操刀的医生和护士，还是对旁观者来说，这样一种治疗方案都和酷刑差不了多少。

其次，就是随之出现的技术滥用和污名化。这项技术的早期应用往往带有强迫色彩，比如在 20 世纪中期，它被广泛应用在世界各地的精神病院里对付精神病患者。在电影《飞越疯人院》里，随时会被拿出来惩罚病号的电击令无数观众印象深刻，甚至汗毛发颤。以至于在近几十年里，提到电击大脑，人们想到的往往是冷血医生、疯子病号和阴森残酷的疯人院。

但是，电休克疗法发展到今天，已经和残酷、危险、强迫完全没有一丁点儿联系了。医生们会先给患者使用麻醉剂和肌肉松弛剂，患者会在梦中接受短暂的电击，完全不会感到任何痛楚，也没有什么手脚抽搐和骨折的危险。

在电击结束后一小时内，患者就会清醒过来，整个过程的体验和全麻拔一颗智齿没太大区别——实际上，可能比拔智齿更安全。和所有正规医疗手段一样，只有当患者了解相关信息之后，同意接受治疗并自愿签字，医生们才会施展这项技术——他们绝不允许强迫任何抑郁症患者接受电击。

这项技术的效果一如既往地可靠。已经有大量临床研究证明，对病情严重且其他疗法无效的抑郁症患者来说，电休克疗法能够帮助他们中的大部分人。甚至有超过半数的患者在接受电休克疗法以后，抑郁症症状彻底消失了，并且能够持续相当一段时间。[11]

从这个角度看，电休克疗法作为抑郁症治疗的最后一道防线，价值是不言而喻的。有了它，也许不少充满自杀念头的患者就能从死亡线上被拉回来，也许不少尝试过所有治疗方案却无效的患者能获得宝贵的喘息机会。

## 电休克疗法的局限性

但是，电休克疗法并非只有好处。

直到今天，人们仍不理解这种古老的疗法到底是怎么发挥作用的。从神经信号分子的水平高低到神经细胞之间的连接强度，从神经细胞的生存死亡到大脑中免疫反应的强弱，科学家们把能想到的模型几乎猜了个遍，仍没达成任何共识。

既然科学上还没有共识，那我也不妨做点小小的猜测。在我看来，电休克疗法的逻辑可能是给大脑做了一次彻底的重启，让所有神经细胞的活动、神经细胞之间的连接、神经信号分子的储存和释放，重新回到一个比较"幼稚"、未经干扰的状态。就像电脑重启，清空了内存，关闭了出问题的程序，一切从头再来。

我这么一描述，你肯定就能发现电休克疗法的问题了：它似乎太粗糙、太粗暴了。就算患上严重的抑郁症，人脑在绝大多数场合还是可以正常工作的。不分青红皂白地彻底重启，那些正常工作的程序怎么办呢？

事实上，电休克疗法最让人头疼的副作用就与此有关。接受电击之后，患者往往会出现认知功能的问题。比如，有几个小时会觉得糊里糊涂，脑子"木木"的；很多患者会出现记忆力下降、爱忘事儿的状况，而且，这种状况可能会持续几个星期、几个月，甚至有些时间段的记忆被永久性地抹去了。

那怎么办呢？

这就需要我们重新回忆一下上一章里讲过的，抑郁症和大脑结构之间的关系。既然我们已经知道抑郁症和几个主要的大脑区域有关，能不能专门去刺激这些大脑区域呢？这就等于只重启几个出问题的程序，大脑还是继续运行，副作用会不会由此减少很多呢？

比如，传统的电休克疗法里，医生会把两个电极分别贴在患者的左右太阳穴部位，电流会穿过整个大脑，引发癫痫（重启大脑）。后来医生们发现，如果把一个电极挪到眉毛上面的位置，另一个电极继续保留在一侧太阳穴部位（一般来说，左撇子就放左边太阳穴，右撇子就反过来），这样一来电流就能避开和认知功能关系密切的大脑区域。这样操作，电刺激的治疗效果仍然不错，而且对记忆力的干扰要小得多。这可以看成根据和抑郁症相关的大脑结构信息对电休克疗法的进一步升级换代。

但是电休克疗法的精确度大概就到此为止了。这项技术从理论上就不太可能非常精确，因为它是靠输入一股电流进入大脑来起作用的。而整个大脑都是很好的导体，医生们在头皮上放两个电极，只能决定电流的起点和终点，没办法完全控制电流在大脑中到底往哪个方向走。

## 让电休克疗法更精确的两个思路

那有什么办法能更加专一地刺激和抑郁症相关的大脑区域，避免电休克疗法的副作用呢？

一个思路是，不用电，用磁场。根据法拉第的电磁感应定律，如果一个导体处在变化的磁场中，导体内部就可以产生电流。那么，医生如果在人脑外施加一个磁场，磁场穿透头皮和颅骨进入大脑，就会在那里引发电流，模拟电休克的效果。这种名叫穿颅磁刺激（transcranial magnetic stimulation，TMS）的技术在20世纪80年代被发明出来以后，很快就被用在抑郁症患者的治疗上。

另一个思路是，继续用电，但让电流的范围更加精准一些。这就是所谓深脑刺激（deep brain stimulation，DBS）的办法——在人的颅骨上打一个非常小的洞，直接把一根细细的电极插到想要刺激的大脑区域里，然后通电刺激。这样就可以保证只刺激特定的大脑区域了。

显然，相比电休克疗法，穿颅磁刺激技术和深脑刺激要温和得多，也更有针对性。比如，医生们可以通过调整磁场的位置和强度、调整电极的位置，专门刺激抑郁症患者前额叶皮层和前扣带皮层的某些特殊区域。这样一来，就能很好地避免电休克疗法那些让人头疼的副作用了。

但是反过来看，这两项技术的效果似乎比电休克技术差了不少。这一点倒是不难理解。当你的电脑反应迟缓，彻底重启肯定比关闭几个程序的效果好。

但人脑毕竟不是电脑，重启人脑可能会丢失的那些重要的回忆，可能会影响的那些人脑核心的功能，也是我们绝对不愿意承受的代价。有没有什么办法，能够在保证刺激强度的同时，避免副作用呢？

我必须承认，这样的技术至今还没有出现。但是从理论上说，这样的技术是可以实现的。前文提过，对于真实的大脑而言，神经环路才是它的工作基础。如果能把大脑机构信息和神经信号分子的信息结合起来，搞清楚大脑哪些部位的什么细胞通过什么神经信号分子和其他大脑区域的什么细胞交流联系，以及这种联系和抑郁症有什么关系之后，大脑刺激就可以进一步精细化。

比如说，我们在前面介绍过几条和抑郁症有关的神经环路。那比起干扰一大片前额叶皮层或者前扣带皮层的细胞，我们能不能只激活或者只抑制这些神经环路呢？这样既能保证疗效，还不会有副作用。这可能是最精细的一种大脑刺激方法了。

不过，要想实现这种终极的精细化，还有两件事必须得做。

第一件事是搞清楚到底激活或者抑制哪些神经环路。这方面我们已经有很多积累。比如，"外侧缰核的谷氨酸神经细胞→中脑区域的多巴胺神经细胞"这条神经环路和抑郁症的关系密切，"中缝背核的血清素神经细胞→海马区域神经细胞"这条环路也和抑郁症关系密切。这些已经发现的神经环路，当然就是大脑刺激的直接靶点。当然，这类实验工作大多数是在动物模型上完成的，在真正临床应用之前，我们得先确认人脑里有同样的神经环路才行。

第二件事是发明一种能够非常精确地开关这些选出来的神经环路的技术。在动物模型上实现这件事倒不难，比如近十几年来非常流行的"光遗传学"技术，就是把一个海藻中的蛋白质放进特定的神经细胞中，只要一照蓝光，这些神经细胞就会被激活。但我们没有特别好的办法能把海藻蛋白质放进人脑的某群细胞中。就算放进去了，怎么照光也是个技术活——总不能给人脑直接插一根光纤吧！但是在最近，有人试图用更加安全的方法操纵神经元细胞，比如用磁场和超声波。未来，这个技术问题也许会被解决。

到那个时候，在神经环路层面对抑郁症的解释就会大放异彩。科学家们只要找到一条和抑郁症相关的神经环路，就可以立刻在患者的大脑里非常精确地操纵这条神经环路，治疗抑郁症。这个思路同时结合了大脑结构和神经信号分子的信息，会比传统的心理治疗、药物治疗和大脑刺激技术更加精确、高效和安全。也许到了那个时候，就不仅仅是 10% 的顽固抑郁症患者受益了，可能整个抑郁症治疗的版图都会被改写。

# 第九章 ————
## 从进化视角认识抑郁症

## 进化视角（上）：抑郁有什么用

到此，我们已经从临床症状、心理学、神经科学三个层面，由表及里地讨论了抑郁症到底是一种什么样的疾病。我想你一定会同意我的判断：这种疾病绝不仅仅是所谓的性格脆弱或者矫情，它在大脑深处有着非常清晰的生物学基础。

这就很奇怪了。历经亿万年进化而来的人脑可能是地球生命历史上最复杂、最强大的生物器官，它为什么会出这么大的纰漏？难道抑郁症是进化给人类提前埋下的地雷，又或者是进化历程中一个灾难般的纰漏吗？这些问题得不到解答，我们就无法坦然面对抑郁症的狰狞面目。因为我们不知道，这种疾病到底是诅咒还是馈赠，是异常还是宿命。

在这一节，我会带你从生物进化的层次上重新审视抑郁症，并试图回答：抑郁症为什么会出现？它为什么没有在自然选择的漫长历史上被淘汰掉？

## 从生物进化层面理解抑郁症

我在前文论述过，癌症和糖尿病都可以被看成生物进化和现代生活的"错配"。

请注意，抑郁症和癌症、糖尿病一样，也是一种世界性的流行病。同时，抑郁症和癌症、糖尿病的情形类似，也呈现出"越发展越容易得病"的趋势：世界上，抑郁症的发病率和各国人均 GDP 有着正相关的关系。[1]

那么，抑郁症的发病能放在生物进化和现代生活的冲突这个框架下解释吗？

我认为是可以的。

和癌症、糖尿病一样，抑郁症也有着深刻的进化根源。从生物进化的尺度看，抑郁及所有负面情绪，可能确实是一种对生物的生存繁衍有重要价值的体验——这句话看起来有点反常识。任何一个不幸被抑郁症打击过的人都会和你明确表示，抑郁是一种非常痛苦的体验，可能让人彻底失去继续生活和感受快乐的能力，它怎么会有什么重要价值呢？

请注意，抑郁症固然是一种严重的疾病，但抑郁情绪——一种暂时的、轻度的、可以自我恢复的情绪低落状态却几乎会在每个人身上出现。我们在遭遇天灾人祸、亲人离别，或者生活、情感受挫的时候，出现抑郁情绪是非常正常的事情。

除了抑郁情绪，我们还常常被各种负面情绪击中。比如，做自己不熟悉的工作会感到紧张，被别人无缘无故欺负会愤怒，怕工作做不好领导不满意而焦虑，一个人走夜路会恐惧。除此之外，还有一些负面情绪可能是人类独有的，比如骄傲、嫉妒、尴尬等。而且，这些负面情绪会给我们带来很多麻烦。

如果人类生活在一个完全没有负面情绪的世界，可以用绝对的冷静和理性来对待威胁、失败，应对陌生的环境，日子是不是可以更好过一些？

从生物进化的角度考虑，我们不得不承认这种想法是不对的，负面情绪一定有重要的价值。否则，它们怎么会如此普遍地存在于人类世界和地球生物圈内呢？它们为什么没有被自然选择彻底淘汰掉呢？

## 理解负面情绪价值的四个模型

那么，抑郁这样的负面情绪到底有什么价值呢？

在过去二三十年里，有一派专门研究人类的心理活动是如何在进化过程中形成的科学家，被称为"进化心理学家"。进化心理学家提出了几个有说服力的模型来解释情绪，特别是负面情绪的价值。

在这里，我们主要讨论其中的四个模型。

第一个模型强调情绪的速度优势。相比理性思考然后采取行动，情绪引发行动的速度要快得多，在性命攸关的危急时刻，这也许就能救我们的命。举个例子，当一个可能充满威胁的东西——比如一条蛇，进入你的视野，会引起两种相互独立的反应。一种反应是，视觉信号直接激活人脑的杏仁核，让你下意识地产生恐惧反应（这个时候你都还不知道恐惧从何而来），转身逃跑；另一反应是，视觉信号先进入大脑视觉皮层进行视觉处理，识别出"这真的是一条蛇"这个信息，再激活杏仁核，帮你逃跑。

如果考虑准确度，后一种反应当然更有优势。大脑皮层可以充分处理视觉信息，防止我们把一根细长的褐色绳子当成蛇，惹出一个"十年怕井绳"的笑话。但准确的代价是太慢——前一种方式引起恐惧反应只需要几十毫秒，而后一种方式需要的时间是前一种的10倍。在危机四伏的自然环境里，生物可能根本没有机会享受这种慢悠悠等待大脑准确判断的奢侈。

第二个模型强调情绪的协调作用。这一派的进化心理学家强调，在进化历史上，人类祖先总是要面对自然环境里非常复杂，甚至互相冲突的信息。如果人脑只能机械地对不同信息做出反应，很有可能会无所适从。打个比方，一个人在追捕羚羊的时候耳边突然响起狮子的吼叫，羚羊的视觉信息进入大脑会命令他继续追踪食物，但狮吼的听觉信息进入大脑会命令他赶紧逃跑，这个人到底该怎么做？一个人饥肠辘辘的时候身边出现了一个非常完美的交配对象，身体能量信息会命令他赶紧去找食物填饱肚子，但是交配对象的信息会命令他忘记饥饿赶紧去求偶，这个人又该怎么做？

在这种情况下，情绪会起到强行让大脑不同区域统一思想、统一行动的作用。情绪就像是大脑的司令官，它下的命令正确不正确我们暂且先放一边，但它至少能够保证大脑在接收到自相矛盾的信息的时候不会死机，可以选定一个方向先行动起来——不管是饿着肚子求偶，还是先填饱肚子，都比双手想要凑上去拥抱但双脚选择走开觅食要好得多。

理解了情绪的这种重要作用，你就能理解血清素、多巴胺这些能影响情绪的神经信号分子为什么会在大脑当中广泛分布了——既然情绪的作用就是协调大脑不同区域的统一思想，那神经信号分子当然要尽可能地触及每一个大脑区域。

第三个模型强调负面情绪的警示作用。相比纯粹的理性，情绪的工作方式要粗糙得多。我们做个简单的类比。被蛇咬了一次后，看到蛇就害怕，这是典型的学习过程；而被蛇咬了一次，看到所有细长形状的东西都想要逃跑，这是情绪导致的反应。而且，负面情绪这套工具一旦被调用，往往会持续相当长的时间。还是同样的类比，看到蛇以后转头就跑，到了安全地带后该干什么干什么，是一种纯粹理性的决策过程；安全了还会觉得心惊肉跳，稍微有点风吹草动就容易被刺激，这就是典型的情绪反应。

进化心理学家相信，这种看起来粗糙、持久的负面情绪反应对生物的生存非常重要，因为它能够让生物在危险的环境里保持持续的警觉。打个比方，人类祖先夜间在非洲草原上捕猎的时候，听到第一声狮吼，就会充分调动起全身的警觉——肌肉紧缩，随时准备逃跑；心跳加快，保证全身的氧气和能量供应充足；肾上腺皮质激素大量分泌，为受伤的情况做好准备——因为这声狮吼可能预示着周围有好多头狮子在活动。要是每次都等狮子到了眼前才开始反应，可能就来不及了。

第四个模型强调负面情绪的自我保护功能。抑郁、沮丧、恐惧这样的负面情绪一般会引起带有放弃色彩的行为输出，比如认输、逃跑。这些行为输出乍看起来好像不是什么好事情，但是在进化心理学家们看来恰恰相反——这些负面情绪可能起到了保护生物、增加生存和繁殖机会的作用。举个例子，在猴群中，一般来说只有领头的那只雄性才有交配机会，所以每年公猴子们都会为这个首领位置展开激烈的争斗。但是对一只天生身材弱小的猴子来说，尽快认输苟且偷生和死缠烂打壮烈牺牲这两个方案，怎么选择更合理是不言而喻的。在这个时候，抑郁和沮丧这样的负面情绪就起到了关键作用，它们能够压制这只猴子争强好胜的本能欲望，让它好歹能平安活下来。

顺便提一句，在有些科学家看来，这个理论还能解释为什么在人类世界中，女性出现抑郁症的概率大约是男性的两三倍。在进化心理学的框架下，抑郁情绪能够保护女性，特别是生育期的女性远离危险和争斗；而主要负责养家糊口、保家卫国的男性，则没有权利随随便便抑郁。

虽然我们直觉上觉得抑郁等负面情绪不好、需要被克服、最好能永远消失，但在漫长的生物进化历史上，它们扮演了至关重要的守护者角色。负面情绪让我们能够协调大脑的不同区域快速应对危险，也能避免我们陷入毫无意义的争斗和冒险。而长期自然选择的结果当然就是，我们每一个现代人的大脑中都已经事先安装上了包括抑郁情绪在内的多个负面情绪功能模块，需要的时候可以随时调用。

# 进化视角（下）：抑郁症为何越来越多

我们已经理解了，抑郁情绪具有重要的进化意义。但为什么如此重要的生存工具，会让一部分人遭受抑郁症的折磨呢？

在我看来，有两种可能的解释。

## 基因变异和抑郁症的关系

从内因看，可能是各种偶然的基因变异让抑郁情绪这个重要工具在一部分人中出了错，太容易被调用，而且一旦调用就很难关闭，最终导致抑郁症。

人类遗传学的研究已经证明，抑郁症的发作确实和遗传因素密切相关。过去 20 年里，一大批所谓的双生子研究检查了数以万计的双胞胎，发现如果一个人患上了抑郁症，那么他／她同卵双生的兄弟或姐妹，也就是遗传物质几乎完全相同的兄弟姐妹，出现抑郁症的可能性有 40% 上下。[2] 这项研究足以证明，抑郁症这种疾病确实和遗传高度相关。

科学家们已经发现了几个和抑郁症关系非常密切的基因变异，其中被研究最多的大概要数和血清素转运体基因相关的遗传变异——血清素转运体就是神经细胞里帮助把用过的血清重新回收利用的蛋白质。前文讲过，血清素和抑郁症相关，那血清素转运体基因的变异会影响抑郁症的发作也就很符合常理了。另外，2015年一项发表在《自然》杂志的研究就找到了两个位于人体 10 号染色体上的基因变异，它们和中国汉族女性的抑郁症风险有关系。[3]

这样一来，抑郁症的出现也就不难理解了。遗传物质 DNA 在复制过程中难免会出现各种各样的错误。虽然我们体内的遗传物质都来自父母，但是相比父母们的 DNA，我们每个人平均都会携带几百个新的基因变异。这样一来，和抑郁症相关的基因变异总会击中一部分人。这些人就像是买了带有抑郁症标签的遗传彩票，会更容易出现抑郁情绪，而且一旦出现抑郁情绪就很难自己关闭——结果就是，他们确确实实容易患病。

理解抑郁症背后的遗传变异有什么用呢？

你可以想象，如果有一天我们彻底搞清楚会导致抑郁症的全部基因变异，就可能同时获得了根除抑郁症的终极方案。比如，我们是不是可以动用基因编辑这样的技术，在一个人的大脑里修正这些基因变异？这样一来，我们就可以在保留正常抑郁情绪的条件下，阻止抑郁症发生。退一步说，就算基因编辑技术的风险太大，我们还有可能针对这些基因变异设计药物治疗抑郁症，或者针对这些基因变异设计方法提前预测和准确诊断抑郁症。

不过，我仍需明确强调一下，抑郁症虽然肯定和遗传因素相关，但它作为一种非常复杂的疾病，发病原因很可能和成百上千的基因变异相关。单看一两个基因变异根本不足以解释抑郁症，也不足以预测一个人会不会得抑郁症。以那项 2016 年的研究为例，就算科学家们发现的 10 号染色体上的两个基因变异和抑郁症的关系很确凿，但这两个基因变异对抑郁症的影响不过在 10% 左右。科学家们可能需要很多很多年的继续研究，才能真正搞清楚抑郁症背后盘根错节的遗传学原理，从而利用这些原理去预防、诊断和治疗抑郁症。

## 现代社会和抑郁症的关系

如果说内因强调的是抑郁症的随机性和难以避免，那外因强调的就是人类自己要为抑郁症负起多大的责任。

研究者们已经发现，诸如睡眠紊乱、缺少亲情和友情、生活环境发生巨大变动、失业、离婚这些生活中常见的事件都和抑郁症的发病有关，而这些事件在近半个多世纪里出现得越来越普遍。换句话说，经济全球化、社会原子化、工作时间越来越长、工作变动越来越频繁、社会变革越来越快等我们习以为常，甚至认为是现代社会常态的东西，都有可能成为抑郁症的诱发因素。

在中国这样经济迅猛发展、社会结构和价值观念在几代人的时间内剧烈变动、存在大规模人口迁移的国家，抑郁症发病率的持续走高可以说是意料之中的。比如，在国内，农村老年人、留守儿童群体的抑郁症发病率显著高于城市里的同龄人，这背后就可能反映了非常深刻和无奈的社会现实。

当然，本书并不打算就上述经济、社会问题展开讨论。但我们忍不住会问：为什么抑郁症会成为一种和现代化密切相关的疾病？

我在上一节介绍了包括抑郁在内的负面情绪在进化历史上可能起到的关键作用。但是请注意，这些作用的前提是，在人类祖先长期的狩猎和采集过程中，人类大脑只需要处理性质相对明确的信息。

但是在近一万年时间里，人类依靠理性，或者说依靠发达的大脑皮层，愣是从无到有地构建出一个无比复杂的文明世界。在这个全新的世界里生存，最先需要压制的大概就是这种不分青红皂白直接做决定的情绪反应。

除此之外，现代社会里越来越快的生活和工作节奏要求我们能够在不同的问题之间切换自如。可能上一秒钟你还在批评自己的老公，下一秒钟老板打电话来布置工作，你就得立刻笑脸相迎；可能刚刚被女朋友甩了正在舔伤口，你关注的足球队拿了冠军，球友们让你一起去庆祝。

习惯用模糊和持久的方式开展工作的情绪工具，遇到这种情况不出乱子才怪呢！

从这个角度思考，你会发现，人类世界里的教育工作，有很大一部分就是为了教我们在面对复杂问题的时候，如何克制和应对本能的情绪反应。比如，批判性思维帮我们区分观点和事实，避免用非黑即白的方式看待人和事；学习和陌生人建立信任，开展团队合作等。但是很显然，在帮助我们应对本能情绪，特别是负面情绪方面，全世界教育工作者都做得挺失败的：就在我们身边，包括我们自己在内，遇到问题下意识用本能情绪处理的频率还是高得惊人。

那怎么办呢？

　　有一个思路是改变外部环境，尽可能降低现代生活方式对我们心智的干扰。从古希腊的伊壁鸠鲁、第欧根尼到中国的老庄，从工业革命时代的卢德主义者到现代搬到终南山生活的隐士，在整个人类文明史上始终有一批人把人类遇到的问题归结于现代性，并选择远离和对抗。老实说，这种策略哪怕真对某些人有用，也没法拯救整个人类可能会出现的精神危机。毕竟，让全球 70 多亿人全部回归文明之前的生活方式，从理论上看就不可能实现——地球天然产出的粮食可养活不了这么多人口。

　　而改变人类的情绪功能就更是痴人说梦了。从进化尺度上看，人类文明那一万年的历史只是短暂一瞬间，根本不足以改变大脑的固有结构。就算人类在现代社会里生活十万年、百万年，我们的大脑都还只是那颗成长于狩猎采集时代的原始人大脑。

　　换句话说，现代化和人类本能情绪的对抗将是一场旷日持久的战争。而在我看来，想要赢得这场战争，也许有两个突破口。

　　第一个突破口在于，现代化带来的问题让现代化帮我们解决。这个做法，人类历史上已经发生过无数次了。既然现代化是抑郁症高发的助推剂，我们不如期待现代化带来的科技进步能实现自我救赎。比如，虚拟现实技术也许能帮助抑郁症患者修复社交能力，专门设计的计算机程序可能会帮抑郁症患者找回久违的快乐和成就感。

　　第二个突破口在于，既然本能情绪反应比我们的理性思考能力更古老、更强大，那就干脆不要想着用后者压制、消灭前者，而要学会让情绪和理性共处。

美国著名心理学家乔纳森·海特（Jonathan Haidt）有一个特别精彩的比喻，我们的情绪就像是头脑里的一头大象，而我们的理性是一个骑象人。骑象人没有力气强行让大象向什么方向走，但是他可以观察和理解大象的喜怒哀乐，安抚它，与它合作。

这个比喻可不仅仅是一碗味道不错的鸡汤。实际上，越来越流行的正念冥想就有点儿像是在训练我们大脑里的骑象人理解大象并与之合作。近年来有越来越多的证据说明，正念冥想确实可以帮助我们对抗抑郁症。这个问题我留到下一节再来讨论。

# 正念冥想：进化给我们的武器

情绪来自进化历史，与此同时，整个人类的现代生活也来自进化历史。从这个意义上说，是人类祖先在过去几百万年里积累的基因突变，是人脑中发达的大脑皮层，让我们拥有了创造语言和文字、发展科学和艺术、利用理性和逻辑创造人类现代生活的能力。

这么说的话，抑郁症的产生可以看成是人类在进化过程中先后学会的两种生存能力——情绪和理性之间的冲突和错配。那么，我们能不能反其道而行之，利用后者去帮助我们对抗前者呢？

在我看来，理性对抗情绪，至少有两个被证明有效的思路。

第一个思路就是前文讨论过的治疗方案——动用理性发展科学技术研究抑郁症，然后开发出对症的治疗方案。而第二个思路在这里更值得展开讨论，那就是直接调动大脑中的理性元素、调动大脑皮层，和情绪交手。怎么做呢？答案就是正念冥想。

## 正念冥想的治疗机制

在互联网上，关于正念冥想的介绍和课程非常多，但很多人还是会觉得这个词语充满自由主义的神秘感。

这是很正常的，正念和冥想这两个词都来自古代印度的佛教用语。在佛教传统中，冥想是一种修行方式。佛陀释迦牟尼在菩提树下打坐沉思，最终得到觉醒和开悟的那个过程就是冥想。正念则是佛教八正道，也就是八种达到涅槃的修炼办法之一。正念这个词的意思是深入观察自己的身体、自己的心灵，并且和观察对象融为一体。

由于这些历史原因，人们现在对正念冥想往往持有两种截然相反的看法。一种是不由自主地心生敬畏，觉得它带有强烈的神秘甚至宗教色彩；另一种则是觉得，正念冥想从名称到仪式都充满了玄乎的味道，甚至和江湖骗子没什么区别。

作为一个科学家，我不想纠结正念冥想的这些"历史遗留问题"，而是想把讨论的范围聚焦、明确一下——就把它看成一种和心理治疗类似的、改变一个人大脑工作方式的训练方法。

简单来说，在一个安静的环境里闭目养神，调整呼吸，然后引导自己的思维扮演观察者的角色，不加评判，不带感情色彩，不试图干扰，只是单纯关注当下自己的身体状态、情绪状态、脑海里的各种想法。观察的对象可以是每次呼吸时鼻尖对空气的感觉，可以是四肢肌肉的紧张状态，也可以是自己脑海里突然跳出来的一阵悲伤情绪……这种把自己的思维和身体分离开，让思维观察身体的状态，就是正念冥想试图达到的目标。

举个例子。假设你正处在抑郁状态中，那么在正念冥想的过程里，你当然会观察到自己的这种情绪：我发现我正处在一种"觉得生活一团糟"的状态，我发现我正处在一种"觉得未来毫无希望"的状态，等等。

　　这样一来，我们就等于把一种基于进化本能的情绪反应给完整提取出来，放到负责理性思考的大脑皮层里，去做阅读理解了。正念冥想强调你不要对这种状态做判断，也不要有意去压制这种状态，但是与此同时，你的大脑新皮层会自动开始分析和解读：我这种情绪状态是不是符合现实？我有没有人为夸大现实遇到的问题？看待这些事情是不是有另一个不同的角度？

　　这个过程可以用简单的 ABC 来概括。A 是觉察（aware），更好地觉察自己当下的状态；B 是全然接受（being with），接受自己当下的状态，而不是对它做简单粗暴的判断或者试图强行改变它；C 是选择（choice），就是在这种心平气和的觉察和接受的状态下，我们才可能动用理智找到最适合自己的状态。你看，正念冥想实际上是让一个人自觉主动用理性去认知和处理情绪状态的过程。我们是在用进化历史上新进学会的本领，去处理更加古老的进化本能。

　　那正念冥想是怎么起作用的呢？

　　我必须承认，这个问题还基本没有得到任何靠谱的回答。原因倒是不难理解：正念冥想是一个只有人类才能做到的、需要经过刻意练习才能熟练掌握的思维工具。这就意味着我们肯定没法在动物模型上展开研究，也没办法在人群中做双盲试验（受试者肯定知道自己有没有在做冥想）。

　　一直到现在，我们对正念冥想的理解都非常粗糙。利用脑电波和功能性核磁共振的方法扫描冥想者的大脑，我们知道某些特定的大脑区域，比如书里反复提到的前额叶皮层、海马区、杏仁核等会发生变化。在冥想者的大脑里，这些大脑区域的体积，以及它们对各种刺激的反应强度，都会发生变化。在长期冥想者（如藏传佛教的某些僧侣）的大脑中，这些变化有时候会大到让人匪夷所思的地步。[4]

但无论如何，这些变化可能只是冥想带来的结果，很难用来解释冥想能起作用的原因。打个比方，一个长期跑步的人可能会拥有发达的小腿肌肉，但这些肌肉纤维的粗细解释不了为什么这些人普遍身体更健康、更少感冒发烧、心情更愉快。

在这里，请允许我简单猜测一下冥想可能的作用机制。

在我看来，正念冥想可能会通过身体和大脑两个截然不同的路径发挥作用。

所谓通过身体，是因为正念冥想会训练我们有意识地放松身体、放慢呼吸、放慢生活节奏，这会带来一系列的身体反应，比如心跳减慢、血压下降、睡眠得到改善、饮食更加健康，等等。这些直接的身体反应很可能会向大脑释放一些反馈信号，通过激素、交感和副交感神经系统改善大脑的工作状态。说到底，我们的大脑不是一个孤立的存在，它的工作状态会受到整个人体状态的影响。

所谓通过大脑，是因为正念冥想的过程就是我们有意识地控制自己的自我意识，甚至让自我意识与身体的其他部分脱离的过程。这件事看起来好像很玄乎，却是有很确凿的物质基础的。

人类的自我意识同样是进化的产物。在整个地球生物界，只有包括人类在内的寥寥数种动物拥有自我意识的能力，如大猩猩、黑猩猩、海豚、大象等。人类的自我意识可能和一个叫作内侧前额叶皮层的大脑区域有关。[5]

当我们在思考和自己相关的问题，或者根据自己的喜好做出判断的时候，这个大脑区域会非常活跃。从这个角度看，正念冥想的过程也许可以粗糙地看成是我们有意识地调用内侧前额叶皮层这个区域，让它作为观察者去审视我们身体的其他部分，甚至大脑的其他工作状态的过程。也许在这个过程中，自我意识能够发现自身情绪状态和身体状态出现的问题，然后有意识地对它进行调整。

当然，我得强调一下，上面这些讨论仅仅是我的一家之言。不过，我猜想这些讨论也许能够提示我们从什么方向入手去研究正念冥想的作用机制。比如，沿着身体这个路径思考，是不是在冥想状态下，某些激素的分泌会受到影响，交感神经系统的某些活动会被干扰，从而改变了我们大脑的情绪状态？再如，沿着大脑这个路径思考的话，我们是不是可以去分析自我意识在冥想过程中起了什么作用呢？这个过程中是不是某些隐藏的自我意识、甚至多重人格被激活了呢？这些问题，也许在未来的神经生物学研究中会慢慢得到回答。

## 正念冥想的应用价值

那正念冥想这种方法什么时候能用呢？

正念冥想的状态和认知行为疗法其实挺相似的。只不过认知行为疗法强调心理医生通过对话方式，让患者意识到自己的认知模式是不客观、可以改变的；而正念冥想强调的是一个人通过对自己的仔细觉察，认识到所有情绪都仅仅是自己的一种认知模式，不代表客观现实。但归根结底，两者都是在尝试改变一个人大脑中固有的认知模式，从而帮助一个人从抑郁的状态中走出来。

既然如此，正念冥想天然就可以和认知行为疗法结合起来用于抑郁症的治疗。这就是所谓正念认知疗法（mindfulness-based cognitive therapy，MBCT）。在这种疗法中，正念冥想成为心理医生手中的武器，帮助他们挖掘患者心中错误的认知模式并加以改变。这种疗法的有效性已经得到了广泛的证明。不管是在缓解抑郁症状，还是在预防抑郁症复发方面，正念认知疗法的效果都和认知行为疗法、抗抑郁药物治疗旗鼓相当。

当然，对于症状极其严重、甚至出现急切自杀倾向的抑郁症患者来说，心理治疗、正念冥想可能都不太适用。但除此之外，正念冥想的舞台要比传统的心理和药物治疗更大。

原因很简单。正规的心理治疗是个费时费力费钱的过程，更不要说受到更严格监管的药物治疗了。这就大大限制了这些治疗方法的应用范围——人们只会在抑郁症状明确出现之后，才去寻求心理医生和药物的帮助。

正念冥想却完全可以自学、自己练习。这就意味着，它可以用来帮助健康人做情绪调节，从源头降低抑郁症和其他情绪疾病的发病率。在互联网上，我们能轻松找到正念冥想的大量教学材料，书籍、音频、视频、手机 App，应有尽有。这些材料的内容大同小异，如果你有兴趣，不妨自己上手试一试。

更重要的是，既然抑郁症这样的情绪疾病本质上是"错配"的产物，那情绪问题就将长久、普遍地存在于人类世界中，还可能变得越来越普遍。

　　既然如此，也许在不久的将来，饮食、运动、情绪的认知和管理将会成为每一个孩子、每一个成年人的必修课。只有在这些工具的帮助下，我们才能真正自信地面对现代生活。而正念冥想很有可能成为这样的工具之一。

# 抑郁症的未来：三个痛点，三个希望

从某种程度上说，作为一个随时可能被抑郁情绪和抑郁症困扰的普通人，生活在今天这个时代其实是件值得庆幸的事。

在这个时代，抑郁症的知识逐渐被大众了解，抑郁症患者可以逐渐免于被污名化的恐惧，我们可以光明正大承认自己的疾病并寻求帮助。

在这个时代，我们对抑郁症的认知在逐渐深入、逐渐精确，而这些认知又帮助我们找到了治疗抑郁症的各种方法。就像前文讨论过的那样，现有的治疗方案如果应用得当，绝大多数的抑郁症患者都可以得到有效治疗，直至最终摆脱抑郁症的困扰。

这当然是意义重大的成就，而我们所有人都是受益者。但是我们距离真正帮助到每一位抑郁症患者，帮助到每一位正处在抑郁情绪中的人，仍然有遥远的距离。

在我看来，围绕抑郁症的三个痛点，是未来必须要解决的。

## 痛点一：诊断不够精确

前文反复提到，一直到今天，抑郁症的诊断仍然高度依赖医生的经验判断，依赖几张简单的问卷，依赖患者对自身症状和感受的主观描述。这当然会导致各种错误的诊断：一方面，很多抑郁症患者被医生漏诊；另一方面，有同样多的人被错误诊断成抑郁症患者。

　　诊断不够精确还会在很大程度上影响整个社会对抑郁症和抑郁症患者的观感。这个道理不难理解。人类是眼见为实的动物。当我们讨论癌症和糖尿病的时候，我们讨论的是眼睛能够看到、直觉上很容易理解的疾病指标，一颗有具体形状、一定大小的肿瘤，或者一管含糖量过高的血液。而对抑郁症来说，考虑到诊断的主观性甚至是随意性，人们或多或少总会有些疑惑：我怎么能确定这是一种真实存在的疾病，或者我怎么确定你就真的是一位抑郁症患者？在我看来，这是很难彻底清除的群体心理——无论抑郁症的科普和宣传做得多么到位。

　　我的希望当然是，未来有可能发明一种客观、定量、精确的抑郁症诊断方法。

　　这方面的研究始终是抑郁症研究的热点之一。研究的逻辑其实并不复杂，科学家们会对比抑郁症患者和健康人体内的各种生物学指标，如基因组 DNA 的序列信息、血液当中某些特定蛋白质分子的多少、大脑活动甚至是结构的变化、肠道菌群的分布等，然后看看有没有哪些指标在两个群体之间出现了明显的差别。理论上说，出现显著差别的指标就有可能用来开发抑郁症的诊断方法。

　　但是，科学家们找到的出现差别的指标实在太多了，还没有任何一个单一指标能够很好地预测和诊断抑郁症。

　　那希望在哪里呢？在我看来，希望在于真正的生物大数据分析。

　　单个或几个生物学指标看起来无法定义抑郁症，但如果我们把这些指标放在一起，它们呈现出的某种特殊的组合方式，可能就可以准确判断抑郁症。

这件事当然并不容易，单单在大规模人群中测量那么多生物学指标就很烦琐，但我很看好这项事业的前景。就在当下，有不少拥有大规模生物数据的平台，比如英国的 Biobank、美国的 23andMe、加拿大的 CAN-BIND，在做这方面的尝试。

毫无疑问，当抑郁症的精确诊断问题得到解决，抑郁症的治疗也会更有针对性，而围绕抑郁症的怀疑和指责也将会彻底烟消云散。

## 痛点二：治疗成本太高

这一点前文也曾反复提及。抑郁症的心理治疗在很大程度上只能帮助到那些居住在中心城市、工作时间比较自由、收入水平比较高的抑郁症患者，但他们只占抑郁症人群的极小一部分。如果按照每千人需要配备一名心理咨询师作为标准，中国的心理咨询师缺口在百万人以上，这可能是一个永远都无法实现的目标。

药物治疗的情况其实也没有好多少。血清素类型的抗抑郁药虽然使用广泛，但是存在挑患者和起效慢的痛点。而以氯胺酮为代表的新一代抗抑郁药虽然在临床上有很好的效果，但因为氯胺酮的毒品身份，想要广泛开展应用是非常困难的。可不用氯胺酮，其他的新药，比如 S- 氯胺酮等仍处于专利保护期，使用成本会非常高昂。

能不能开发出真正可以让每位患者受益的治疗方案呢？

首先，就心理治疗来看，也许人工智能＋虚拟现实等新技术的结合能够补充甚至是取代传统心理治疗。这一点在前文已经详细介绍过了，就不展开了。

其次，对药物治疗来说，也许咱们中国还有机会开发出抑郁症药物应用的新模式。便宜又有效的低剂量氯胺酮由于商业和监管的原因无法被好好利用，无论对公共卫生还是患者福利而言，都是一个巨大的遗憾。

我想，也许我们中国在这方面，可以走出一条新路来。比如，有没有可能由国家建设专门的、有严格资质要求的氯胺酮诊疗机构呢？这样也许能在保证安全可控的同时，探索氯胺酮这类药物在抑郁症领域的临床应用。

当然，我还是要再次强调一下，不管从对人体的伤害，还是从国家监管政策来看，氯胺酮都是，而且必须是，受到严格管控的管制药物。即便有一天它能够用来治疗抑郁症，这种操作也必须建立在非常严格的政府管理之下。

我期待在未来，每一位抑郁症患者被准确诊断之后，都能享受到由技术和制度共同催生出的触手可及的心理治疗和药物治疗方案。

## 痛点三：情绪问题缺乏终身管理

无论诊断还是治疗，都是疾病出现以后的补救措施。但情绪问题可能是人类现代社会中根深蒂固的"错配"问题。抑郁症和其他各种各样的情绪疾病，可能会长久、普遍地困扰人类。因此，不管是站在公共卫生的角度，还是站在每个人健康管理的角度，了解情绪、认知情绪、学习管理情绪，可能都是最基本的生存技能，重要性不亚于看书认字、学会数理化、学习管理饮食和运动。

但就这一点而言，整个世界都做得远远不够。据我所知，全球还没有任何一个主要国家，把情绪管理纳入家庭教育和学校教育系统当中。

我的希望当然是，在未来，我们能不能开发出系统的情绪认知和管理工具，把它送进每一个家庭、每一所学校、每一个社区呢？

这当然是一件无比艰巨的任务。但是我认为，问题的核心在于，我们究竟如何看待抑郁症的流行，如何看待包括抑郁症在内的各种"错配"疾病的威胁。作为一种威胁全世界 3.5 亿人、每年造成超过 100 万人自杀、成为世界首要失能原因的疾病，作为一种仍然在以每年近 20% 的速度持续增加的疾病，我想我们目前对它的重视程度是远远不够的。

在今天，癌症发病率排名前 20 的国家无一例外都是人均寿命很高的发达国家，而这些经济发展水平较高的国家，大多也是代谢疾病发病率很高的国家。以美国为例，美国有超过 40% 的成年人患上了肥胖症。在飞速发展的人类现代社会中，我们在漫长进化史上形成的人体几乎不堪一击。如果没有相匹配的健康教育、饮食和运动指导，现代人就像是手无寸铁走进枪炮隆隆的战场。

而情绪疾病的问题可能更严重。对抗衰老和代谢疾病，我们还可以"迈开腿，管住嘴"。但是我们至今没有找到简单易行、能够让每个人都轻松入门的情绪管理工具。

　　我非常期待，未来能够开发出更好的情绪管理工具。对于正念冥想这样的方法，我们可以尽量去掉它身上的神秘色彩，利用移动互联网、人工智能、虚拟现实，把它变得更容易上手，更容易被人理解、应用。同时，我们是不是能从传统智慧中挖掘出更多的情绪管理方式？是不是能根据对自我意识和情绪的研究，开发出更好的调节情绪的工具？这可能是摆在神经科学家、心理学家和公共卫生专家面前的一个巨大挑战。

　　针对抑郁症这个难题，我们已经了解很多，也找到了很多办法。在未来，我相信，人类探索未知和改善自身的努力将始终带来惊喜。

# PART FOUR

阿尔兹海默病

## 第十章 ———
## 阿尔茨海默病：衰老的大脑

### 困惑：阿尔茨海默病到底是一种什么病

阿尔茨海默病就是我们俗称的"老年痴呆症"。如果你看过最近几年热播的电视剧《都挺好》，肯定会对剧中那个总是忘事、经常情绪失控、时不时会表现得像个不懂事的小孩子的苏大强，有非常深刻的印象。其实，这些特征就是阿尔茨海默病患者的典型症状。而在今天世界上，阿尔茨海默病困扰了全球近5000万名患者。[1]

#### 容易被忽略的阿尔茨海默病

但这种疾病在发病早期，常常被看作衰老的自然结果而被人们忽略了。

在这一阶段，患者的主要表现是学习和记忆力下降，尤其是越近的事情越记不住，反而对几十年前的陈年旧事记忆犹新。不少患者还会展现出轻微的语言和行动障碍，比如说话变得不那么流畅，写字、画画的动作有点迟钝，等等。这些是不是和你印象中的老年人的状态很相似，而不像需要特别注意的疾病呢？

我要告诉你，阿尔茨海默病虽然初期疾病表现不明显、发展进程比较缓慢，可一旦开始就基本无法停止恶化。

患者会出现更严重的记忆、语言和行动障碍。比如，很容易迷路，找不到回家的路，认不出亲人，想说话却怎么也想不起来该用什么词。有些患者还特别容易出现情绪失控，甚至突然用言语或动作攻击别人的情形。而到了疾病最严重的阶段，患者可能会彻底丧失独立生活的能力，无法表达自己，无法理解别人，长期卧床，直至死亡。

更为凶险的是，由于发病初期的症状不那么容易识别，阿尔茨海默病患者在被正式诊断前，他们的大脑功能可能就已经在不为人知的状态下悄悄退化很长一段时间了。而在被正式确诊后，他们平均只能活 3～9 年。阿尔茨海默病已经成为全球第五大死亡原因。21 世纪以来，因阿尔茨海默病而去世的人数已经增长了一倍多。2016 年，全球有 240 万人因此去世，而这个数字还在高速增长中。[2]

在这段时间里，患者会逐渐丧失生活自理能力，需要越来越多的看护和照料。这对患者本人、患者的家庭，乃至一个国家的公共卫生系统，都构成了巨大的压力。在西方世界，阿尔茨海默病已经成为消耗医疗资源最多的疾病。[3] 在我们中国，伴随着老龄化的深化，阿尔茨海默病也会逐渐成为困扰我们社会的危险敌手。

那么，阿尔茨海默病到底是一种什么样的疾病？它为什么会有如此漫长和痛苦的发病过程呢？它到底和正常的衰老有什么区别？

要解释这个，我们需要从头说起。

阿尔茨海默病，得名于 100 多年前的德国医生爱罗斯·阿尔茨海默（Alois Alzheimer）。从 1901 年开始，这位医生长期追踪并记录了一位名叫奥格斯特·蒂特（Auguste Deter）的老年女性患者。在长达数年、持续不断的访谈中，阿尔茨海默医生记录下了这位女性患者很多奇特的表现：记不住自己的名字，记不住自己到底有没有结婚，记不住自己中午吃了什么菜，也根本听不懂医生让她做点什么事情的指令。

1906 年，蒂特去世，阿尔茨海默医生获得授权解剖了她的大脑。在这位患者的大脑里，阿尔茨海默观察到了严重的大脑萎缩和神经细胞的大面积死亡。但是请注意，仅仅看到大脑萎缩，还不足以将蒂特的症状和正常的衰老过程截然分开，毕竟衰老的大脑确实会出现神经细胞死亡的现象。但是与此同时，阿尔茨海默医生还发现，蒂特的大脑区域里大量分布着两种很奇怪的、前所未见的东西：一种是一团一团的、颜色很深的颗粒状沉淀，另一种是颜色同样很深的纤维状的细丝。

根据这些异常现象，阿尔茨海默判断，这位女性生前出现的种种症状应该归因于一种未知的特殊大脑疾病，而不是人脑的正常衰老。由此，阿尔茨海默命名了这种被我们俗称为"老年痴呆症"的疾病。

## 充满疑团的疾病本质

那么，这种疾病到底是怎么出现的呢？

和癌症、糖尿病、抑郁症不同，人类至今对这种疾病的生物学本质缺乏理解，甚至说完全糊涂都不算过分。

平心而论，并不是科学家和医生们没有付诸努力。实际上，探索阿尔茨海默病本质的努力可以追溯到约 100 年前。而且，相对很多复杂疾病（包括糖尿病和抑郁症）来说，通过阿尔茨海默医生的精确描述，对阿尔茨海默病的研究从一开始就有了非常明确的方向：患者大脑中异常的颗粒状沉淀和纤维状细丝就是天然的研究入手点，它们和大脑功能丧失之间也许就存在着直接的因果关系。

在一百多年的研究过程中，人们发现，这两种形态不同的异常物质都是由大量的蛋白质分子堆积而成的。颗粒状沉淀由一个名为 Aβ 的蛋白质聚集而成，而纤维状细丝是由一个名叫 tau 的蛋白质聚集成的。这两种蛋白质分子从何而来？它们为什么会形成奇怪的聚集？它们形成的聚合体是不是神经细胞死亡的元凶？如果找到这些问题的答案，我们是不是也许就能搞清楚阿尔茨海默病的本质？

曾经，人们相信自己已经非常接近最终的答案了。一言以蔽之，人们认为，Aβ 蛋白的异常增多和聚集，或者 tau 蛋白的异常化学修饰和聚集，就是阿尔茨海默病的成因。

这个模型得到了多方面研究证据的支持。

我们先看看 Aβ 这边的证据。

比如，人们在实验室里培养神经细胞，然后在这些神经细胞内部直接培育出 Aβ 蛋白，发现过多的 Aβ 蛋白确实能够形成类似患者大脑中的颗粒状沉淀，而且确实可以杀死神经细胞。

比如，如果把患者大脑里的 Aβ 蛋白提取出来注射在老鼠的大脑里，或者干脆在老鼠体内利用转基因技术大量生产 Aβ 蛋白，实验老鼠大脑里会很快出现密密麻麻的颗粒状沉淀。

再如，人们发现，有害的 Aβ 蛋白的前身是一个名叫 APP 的无害的蛋白质分子。APP 是一个由六七百个氨基酸组成的大号蛋白质，但是在形成之后，它会被几个能够切割蛋白质的分子剪刀（正式名称叫作 secretase，即分泌酶）切割成大小不同的片段，其中一个大小在 40 个氨基酸左右的片段就是 Aβ。从这个角度分析，APP 被生产和切割的过程可能和阿尔茨海默病的发病有关。而事实上，人们确实发现，有 2%～3% 的阿尔茨海默病患者呈现出明显的家族遗传特征。而这些中了"遗传彩票"的不幸患者体内往往会携带 APP 基因的突变，或者负责切割 APP 的分子剪刀基因（presenilin-1 和 presenilin-2）的突变。这些基因突变让他们体内更容易出现大量的 Aβ 蛋白。

综合这些证据看，Aβ 蛋白和阿尔茨海默病的关系就显得非常确凿了。它能够杀死神经细胞，能够在动物大脑里形成类似的颗粒状沉淀，围绕它的基因突变也确实和阿尔茨海默病的发病高度相关。

相比过去几十年里大红大紫的 Aβ 模型，tau 蛋白吸引的注意力要稍微弱一点，但是基本逻辑是差不多的。

人们发现，tau 这个蛋白本身对维持神经细胞的正常形态有很重要的作用。但如果这个蛋白质受到了一种特殊的化学修饰（具体点说就是过磷酸化），就会更容易彼此结合形成纤维状的细丝。和Aβ的故事一样，医生们也发现，如果一个人体内的 tau 基因出现了突变，那么他的大脑中积累的纤维状细丝的数量，以及患上阿尔茨海默病的风险，都会大大提高。

我们现在知道，Aβ蛋白的积累，以及 tau 蛋白的异常出现和异常化学修饰，都会导致疾病；我们还知道，如果一个基因突变能促进这两种蛋白质的出现，它也可能会大大增加阿尔茨海默病的发病机会。那是不是说明，如果我们能阻止这两种蛋白质发生异变，就可以治疗阿尔茨海默病呢？

这个假设合乎情理，也符合我们对阿尔茨海默病的很多认知。但问题是，在过去二三十年里，人类根据这个假设设计了数百种药物，并且试图将它们送上人体临床试验，却无一例外全部失败。有的药物能够阻止 APP 蛋白被错误切割，有的能够识别和消灭 Aβ蛋白和 tau 蛋白，有的甚至能专门识别某些 Aβ蛋白的特殊类别，但没有一种药物能够延缓和逆转阿尔茨海默病的发病，有些药物甚至加剧了疾病的恶化！

我们知道，解释疾病的模型和假说可以层出不穷，但能真正验证这些模型的金标准只有一个：它们能不能准确地指导人类去对抗疾病。说一千道一万，药物的人体临床试验才是检验这些模型的终极标准。

因此，经历了这几百次失败之后，再顽固的科学家也可能开始动摇；在近百年的千回百转之后，人类对阿尔茨海默病的理解似乎重新回到了零点。在过去二三十年里占据主流的 Aβ 模型看起来风雨飘摇，tau 模型的情况也没好到哪里去。阿尔茨海默病真正的生物学本质，可能仍然隐藏在重重迷雾中。

这当然不是我们愿意接受的现状，但是在今天，我们仍然要在这样的迷惑背景下，尽量为阿尔茨海默病患者提供最好的诊断和治疗方案。

## 现状：我们如何诊断、治疗和预防阿尔茨海默病

在不知道阿尔茨海默病的生物学本质到底是什么的情况下，我们该怎么诊断、治疗它呢？

### 粗糙的诊断量表

上一节我们大致描述了阿尔茨海默病患者的疾病表现。从外在看，疾病的表现主要是记忆力、行动能力、语言能力、情绪等；从内在看，则主要是大脑神经细胞死亡、大脑整体萎缩，以及 Aβ 和 tau 蛋白的异常聚集。

从理论上考虑，最精确的诊断方式自然是通过仪器检测患者大脑的这些结构性变化。实际上，在疾病进展的后期，患者大脑的结构性病变已经非常明显，不管是用核磁共振成像观察大脑的整体形态，还是用正电子断层扫描技术检测 Aβ 和 tau 蛋白聚集的情况，都能直接看出问题。

但是问题在于，如果疾病已经发展到这个阶段，患者一般已经出现了非常明显的记忆、认知和行为障碍。说得极端一点，根本不需要拍片子，谁都能看得出这就是阿尔茨海默病。医生们真正期待的，是能在疾病刚发作的时候尽早发现，这样才能更早采取干预措

施阻止疾病恶化。而在这个阶段，患者的大脑可能还没有出现任何肉眼（或者机器）可见的变化。

这个时候，因为缺乏对阿尔茨海默病疾病本质的清晰理解，医生们真正能依靠的，就只有通过患者的外在表现来做疾病诊断了。在这方面，阿尔茨海默病面临的是和抑郁症一样的问题：在很大程度上，都只能通过相当粗糙和主观的办法来诊断。

被广泛使用的阿尔茨海默病认知评定量表（Alzheimer's Disease Assessment Scale-Cognitive Subscale，ADAS-cog）严格来说就是一系列简单易行的小测验。比如，让患者看 10 张单词卡片，然后测试他到底记住了几个；给患者一系列物品，问他们这些物品叫什么名字；让患者观察一个有些复杂的几何图形然后画出来，考察他们的记忆力；等等。其他常用的量表，如简明精神状态检查量表（Mini-mental State Examination，MMSE）、蒙特利尔认知评估量表（Montreal Cognitive Assessment，MoCA）等，考察目标也大同小异。为了确保诊断的准确性，医生们往往会让患者完成几个不同的测试来相互验证。

就像我在抑郁症部分讲过的那样，这种粗糙主观的方法虽然方便易用，但是必然会导致大量误诊。因此，科学家们始终在探索有没有更客观、定量的办法来诊断疾病。他们的测试对象包括脑脊液（一种充满大脑内部的无色透明液体）里的 Aβ 蛋白和 tau 蛋白的数量，还包括血液样本里各种各样的化学物质的组成。但是直到目前，还没有任何一种新的检测指标，能够在精确度和预测能力上超越看起来原始、粗糙的认知量表。

这一点倒不那么令人惊讶。在很多时候，要想找到精确诊断某种疾病的方法，需要我们先真正理解这种疾病的生物学本质。而理解本质这件事，对阿尔茨海默病来说，累累失败在前，成功显然言之尚早。

因此在当下，医生们只能依靠不那么客观和精确的量表尽早识别出阿尔茨海默病患者。

### 有限的药物治疗

那阿尔茨海默病的治疗又是什么样子的呢？

前文已经讲过，在数百次失败的冲锋之后，阿尔茨海默病几乎成了人类世界中绝无仅有的、没有任何有效治疗手段的重病、大病。截至2020年初，全球主要医药市场上唯一没有正式宣告失败的基于Aβ模型开发的药物，是美国渤健公司（Biogen）和日本卫材公司（Eisai）联合开发的药物——能够识别和消除Aβ沉淀的阿杜卡马单抗（Aducanumab）。

2019年底，这两家公司宣布，在两个独立进行的、旨在研究阿杜卡马单抗药效的三期临床试验中，一个临床试验的结果说明该药物确实有效，另一个却显示无效，甚至还会导致病情轻微恶化。按理说等待这个药物的命运应该是停止开发，但是两家公司在进一步分析数据后，认为自己能够对两个试验结果的差别进行合理解释。因此，它们计划在2020年内将该药物提交美国药监局审查。

其实，从这个描述中你大概能感觉到，阿杜卡马单抗这种药物就算能被批准上市，它的作用大概也是很有限的，甚至会有很大的运气成分在里面起作用。[4]

不过，阿尔茨海默病患者当下并不是完全没有药物可用。截至 2020 年初，全球市场上主要有五种阿尔茨海默病药物在上市销售。其中有三种属于同一类药物，它们分别是：安理申（Aricept，化学名多奈哌齐）；利忆灵（Reminyl，化学名加兰他敏）；艾斯能（Exelon，化学名卡巴拉汀）。这类药物能够增强大脑中的一种神经信号分子——乙酰胆碱的活性，起到增强记忆力的作用。另一种药物易倍申（Ebixa，化学名美金刚）则是通过另一种完全不同的神经信号系统——NMDA 受体和谷氨酸——起到类似作用的。还有两种药物则是多奈哌齐和美金刚的复方药物。

看起来好像名目繁多。但请注意，这些药物的真正作用其实并不是治疗疾病！迄今为止，它们都仅仅展示出了在 6~12 个月内暂时缓解疾病症状的效果，没有一个能够延缓阿尔茨海默病的恶化，更不要说逆转和治愈了。一旦停药，或者药物失去作用，患者的病情还会加剧恶化。

打个比方，平常我们感冒时鼻塞头疼浑身难受，可能会吃几片康泰克或白加黑。但是你要知道，这些药物的作用根本不是清除病毒治疗感冒，而仅仅是减轻感冒时头疼鼻塞这些不舒服的感觉。感冒最终好转，主要靠的还是人体的免疫系统。阿尔茨海默病的这些药物，作用是类似的。

可想而知，这样的药物当然有存在的价值，但是对于拯救深陷阿尔茨海默病的患者，对于减轻阿尔茨海默病将会带来的巨大的公共卫生压力，几乎是无能为力的。

实际上，和很多人的设想不同，在阿尔茨海默病的治疗过程中，药物的作用是非常有限的。或者应该这么说：在缺乏有效药物的条件下，阿尔茨海默病的治疗核心是对患者的细心照护。比如，为患者制作各种标签和姓名牌，防止他们走失、忘事；改变他们的生活环境，防止跌倒和意外伤害；在患者出现进食障碍之后，为他们准备特殊的食物和餐具；帮助患者做清洁，维护他们的个人卫生；等等。

## 预防从现在开始

尽管早期诊断和药物治疗方面的进展乏善可陈，但好消息是，关于如何降低阿尔茨海默病的发病风险，我们还是有一点点线索的。换句话说，对于目前仍然健康的我们来说，至少可以从现在开始就采取行动。而且请注意，这些措施可不单单是给老年人群准备的，即便是看起来距离阿尔茨海默病比较遥远的年轻人，也完全应该采取措施，尽可能阻止阿尔茨海默病的悄然出现。

那我们到底如何预防呢？

这方面的信息主要来自大规模人群的调查数据。比如，肥胖人群除了患"三高"的比例高，阿尔茨海默病的发病率也会升高。这是不是意味着，肥胖也会诱发阿尔茨海默病呢？既然如此，管住嘴，迈开腿，减减肥，除了对抗"三高"，是不是还多了一层预防阿尔茨海默病的功效呢？[5]

虽然至今没有任何一种措施被严格证明能够预防阿尔茨海默病的出现，但是不少类似的大规模人群调查确实帮助我们整理出了一些健康生活的指导。它们有可能帮助我们，或者至少在一定程度上帮助我们远离阿尔茨海默病。

下面这些建议，来自美国著名的梅奥诊所，供你参考。[6]

（1）戒烟。

（2）控制"三高"（高血压、高血脂、高血糖）。

（3）均衡饮食。比如著名的"地中海式饮食"可能有好处，它强调多吃蔬菜、水果和精益蛋白质，特别是富含 omage-3 脂肪酸的蛋白质。

（4）积极参加体育锻炼和社交活动。

（5）关注自己的精神和情绪健康。

（6）利用某些认知和记忆力训练方法，锻炼认知能力。

# 未来：我们将如何理解和对抗阿尔茨海默病

到此，我想你已经可以充分理解，目前，我们对抗阿尔茨海默病的武器实在是太过简单粗陋。由于对这种疾病的生物学本质缺乏透彻理解，我们不仅缺乏早期精确诊断的能力，还缺乏有效的治疗工具——目前仅有的几种药物只有短暂改善症状的作用，却无法减缓和逆转发病过程。

更为棘手的是，阿尔茨海默病也是一种"错配"疾病，会随着社会发展程度的进步而越演越烈，并且长久困扰我们人类世界。

## "错配"的阿尔茨海默病

这其中的道理很简单。阿尔茨海默病的发病率和年龄有着密切关系。65 岁的老人只有大约 5% 的患病概率，而 80 岁老人的患病率会上升到 10%，90 岁的发病率则达到惊人的 50%。[7]

当然我要提醒你注意，这并不意味着年轻人就可以完全高枕无忧了。65 岁以下人群患上阿尔茨海默病的概率固然不高，但是也占到阿尔茨海默病患者群体的 5% 左右。仅美国就有超过 20 万人患有早发性的阿尔茨海默病——这些人可能在四五十岁的时候就已经发病了。[8] 对于家族中有过阿尔茨海默病患者的人来说，要特别

警惕阿尔茨海默病的提前发作。

但是无论如何，在人均寿命不到 30 岁的史前社会和人过七十古来稀的农业社会，阿尔茨海默病可能从来不是一个问题。它不会对人类个体的生存和繁衍构成困扰，因此就不会成为一个负面性状从而被自然选择淘汰。

实际上，有研究显示，和阿尔茨海默病相关的一些基因突变还可能有额外的好处。比如，ApoE4 基因突变能够促进儿童时期的大脑发育、帮助人体抵抗某些寄生虫感染。但是研究证明，这个基因变异会大大提高老年时期阿尔茨海默病的发病率。[9] 可想而知，在人均寿命较低的时代，ApoE4 基因突变会被作为一种相当"优良"的基因变异被筛选和保留下来，它在今天人类世界中分布频率确实相当高。但是这种进化历史留给我们的遗产，在人均寿命持续提升、整个人类世界快速老龄化的今天，终于开始展露它的狰狞面目。

那怎么办呢？在未来，我们能不能真正找到能够帮助人们对抗阿尔茨海默病的方法？

我想，我们仍需回到对阿尔茨海默病本质的探讨上去。而这当然是一个非常痛苦的问题——都已经撞了数百次南墙。也许这意味着，这个疾病领域里所有的基本假设和规则都必须推倒重来。

## 破旧立新的关键节点

我特别要强调，在生命科学领域，给一种疾病找到病因从来就是一个特别困难的任务。仅仅从教科书、新闻等渠道了解疾病，可能会令你产生一个错觉，好像大部分人类疾病的原因都是很容易搞清楚的。比如，癌症就是人体细胞疯狂繁殖导致的，艾滋病就是艾滋病毒入侵人体导致的，肝硬化可能是喝酒太多或者肥胖，急性肠胃炎可能是食物被细菌或病毒污染了，等等。

但是如果把这些预设信息遮盖起来，单纯给你看一个疾病缠身的人，让你从头开始找出它的病因，其实是一个特别艰难的任务。人体太复杂了，疾病也太复杂了。要是没有一个大概的指向，很多时候人们都不知道去哪里找，应该找什么。比如，对于糖尿病和动脉硬化这两个特别常见的疾病，人类从第一次发现它们到搞清楚病因，足足花了上千年时间。

看到这里，我想你可能会更加容易理解为什么 Aβ 模型和 tau 模型在过去二三十年里那么被看重了——有一个可以解释很多问题的假说，哪怕它是错误的，也比眼前一团漆黑、完全无从下手要让人舒服得多。

但是不舒服归不舒服，既然它们大概率是错的，那我们总得从头再来，重新从绝望中寻找希望，从一片漆黑中寻找任何一点光明的线索。

这样的事情在人类科学史上曾经发生过很多次。哥白尼建立日心说之后，原来所有假设地球是宇宙中心、星辰围绕地球运动的知识和分析方法都需要推倒重来；量子力学出现之后，人类原来那一套对微观粒子运动的想象，诸如电子像行星一样绕着原子核转动等，也都必须推翻重建；达尔文的进化论、拉瓦锡的化学元素学说，在科学史上也都是类似的旧认知崩塌、新认知浴火重生的重大事件。

在我看来，对阿尔茨海默病的研究也到了这样一个关键节点。既然现有模型根本无法指导药物开发，那我们只好闭着眼睛把它彻底砸碎，重新搞一套新模型出来。

但我必须提醒你，在这个过程里，一定会出现所有范式转移过程中都会出现的现象：短时间内，有大量五花八门的假说和模型涌现出来，它们都声称自己能够替代原有模型，并且做得更好。这种现象，说好听点，是百花齐放，说难听点，是群魔乱舞。

## 有关阿尔茨海默病本质的新猜想

在这里，我分享几个很前沿的探索方向。

有不少科学家还在试图完善和升级原来的 Aβ 模型。他们认为，可能不是所有的 Aβ 蛋白都有毒，也许 Aβ 蛋白可以按照大小和结构分成许多种类，只有某几种或某一种才有毒。药物开发必须针对这些分子才行，不分青红皂白的做法可能反而有害。

还有科学家把目光投向之前在舞台边缘位置的 tau 模型。他们认为，相比曾经大红大紫的 Aβ 蛋白，tau 蛋白的聚集可能在阿尔茨海默病中起到更核心的作用。tau 蛋白不仅能破坏神经细胞，甚至可能影响 Aβ 蛋白的聚集。

就在 2020 年初，一项全新的研究发现，人脑中 tau 蛋白的异常是一个很好的预测阿尔茨海默病的指标。相比之下，Aβ 蛋白的异常就没有那么好的预测力。[10] 按照这个逻辑，阿尔茨海默病药物开发的方向就应该对准消除异常 tau 蛋白才对。

这两个方向虽然看起来革命性稍弱，但仍然吸引了大量科学家和制药公司的关注。

我之所以说它们的革命性稍弱，是因为在这个破旧立新的过程中，还有一些新的假说和研究显得非常离经叛道。

比如，有些科学家认为，阿尔茨海默病其实是一种大脑脑电波异常导致的疾病，而且不用吃药，只靠闪烁的灯光就能治疗阿尔茨海默病！具体来说，2016 年，麻省理工学院的科学家们发现，在老年痴呆症的转基因小鼠体内，大脑里一种频率在 20~50Hz 之间的特殊的脑电波——我们称之为 γ 脑电波——减弱了。如果给这些"老年痴呆"小鼠看 40Hz 的闪烁光，它们的 γ 脑电波能够被恢复。[11] 到了 2019 年 6 月，同一个实验室又发现，40Hz 闪烁光还能够保护神经细胞，延缓它们的死亡，增强小鼠的学习、记忆能力。[12]

再如，有一些科学家认为，阿尔茨海默病可能是一种类似疯牛病的传染性疾病。2015 年的一项研究发现，在患者大脑里，Aβ蛋白出现了错误的折叠，形成了奇特的三维空间结构，从而形成了蛋白沉淀，导致了疾病。而这些错误折叠的 Aβ蛋白通过器官移植或者输血等操作，进入其他人体内，它们就会像火种一样，只要接触到原本正常的 Aβ蛋白，就会让它们也开始出现错误折叠和蛋白沉淀，从而引发疾病。[13]

而 2019 年初有科学家提出了一个更加惊人的发现。他们在很多阿尔茨海默病死者的大脑里发现了一种奇怪的细菌——牙龈卟啉单胞菌。之所以说奇怪，是因为这种细菌本来应该生活在人的口腔里——它是导致一系列牙龈疾病的罪魁祸首。这些科学家认为，阿尔茨海默病就是由口腔里的坏细菌进入大脑引起的。[14]

中国科学院药物研究所的耿美玉研究员则从海洋中找到了一种叫作甘露寡糖二酸的物质，发现它能够治疗阿尔茨海默病小鼠模型的认知障碍。更有意思的是，研究人员认为，这种作用是通过调节小鼠的肠道菌群、影响小鼠的免疫机能实现的。顺便说一句，由此研发出的名为"九期一"的药物，在完成一个大规模三期临床试验后，已经于 2019 年底正式被中国药监局批准上市了。[15]

一个说阿尔茨海默病是脑电波异常导致的、看看闪烁光就能好，一个说阿尔茨海默病会像疯牛病那样传染，一个说阿尔茨海默病是口腔细菌引起的，还有一个说通过影响肠道里的细菌就能治疗大脑里的疾病——这些假说看起来都很疯狂。不过，在旧的科学模型被推翻、新的学说正在形成的时候，这种现象非常正常。

这些假说很可能大部分是错误的，甚至是疯狂的。而我们唯一期待的是，它们中有一种疯狂到居然可能是正确的，疯狂到居然真的可以破除阿尔茨海默病的百年迷雾，拯救千千万万深陷其中的患者。

在那之前，我们只能耐心等待。

# PART FIVE

# 超敏反应疾病

第十一章 ———
## 超敏反应：太爱干净也是罪吗

### 超敏反应：常被忽略，却也有致命危险

在这本书的最后部分，我想讨论下超敏反应。

我想，你可能对这个词有点陌生。简单来说，超敏反应这个词概括的是人体免疫系统过度活跃、开展无差别攻击所导致的疾病。其中最常见的，就是过敏和自身免疫性疾病。

可能你会觉得有点奇怪，从癌症到糖尿病，再到抑郁症和阿尔茨海默病，它们都是会严重威胁人体健康乃至生命的重病、大病。相比之下，过敏好像无非就是有些东西不能吃，花粉季节会打喷嚏，被蚊虫叮咬皮肤可能会有点儿红肿——这些当然烦人，但是好像不至于威胁健康或者生命，也因此最不会被人们当成疾病。至于自身免疫性疾病，好像人们知道的就更加有限了。前文提过 1 型糖

尿病是一种自身免疫性疾病，但是它的发病率好像并不高。除此之外，还有什么自身免疫性疾病需要我们特别关注吗？

我最先要说明的就是，这种对超敏反应，即对过敏和自身免疫性疾病的理解即便不算大错特错，至少是过于轻描淡写了。

我们先一起来看看，到底什么是超敏反应。

## 不容忽视的"超敏反应"

我们之所以觉得周围的生活环境安全可靠，人生岁月静好，一大半得归功于免疫系统强大的防卫功能。对外，它能识别出入侵人体的寄生虫，以及进入人体的可疑物体，比如灰尘、花粉、有毒食物等。对内，它能识别出人体内部的有害成分，比如发生基因突变的癌细胞、被病毒细菌入侵的人体细胞等。在识别出身体内外的敌人之后，免疫系统会对它们加以清除，阻止它们破坏人体的精密结构和有序功能，从而保卫我们的身体。

反过来，如果免疫系统失灵，那原本看起来人畜无害的微生物或者外来异物就有可能引发致命的感染，人体细胞随时可能出现的基因突变也有可能轻易发展成致命的肿瘤。

当然，在绝大多数时候，这套防卫系统都在兢兢业业地工作。但是请注意，免疫系统对内对外的功能都有可能出现过度活跃的问题——免疫系统的对外防卫功能过度活跃，就会导致过敏；对内防卫功能过度活跃，则会导致自身免疫性疾病。

我们先来看过敏。过敏其实是人体的免疫系统过度活跃且敏感，频繁攻击环境中原本很正常的一些物质从而引发的反应。从理论上来说，过敏反应可以针对你能想到的任何物质（比如食物、花粉、药物，甚至是机械刺激和冷空气），可以发生在人体的任何部位（比如皮肤、鼻子、肠道、气管，甚至是全身），引发的症状也可能多种多样（比如湿疹、哮喘、鼻痒、喷嚏、荨麻疹、呕吐、腹泻、眼红、流泪等）。

按理说，任何外来物体都可以引起免疫系统的反应，但人毕竟不是生活在玻璃瓶子里，总要和环境产生密切的交流：我们总得呼吸空气、吃东西，皮肤总得接触泥土、庄稼、牲畜之类的东西。所以，人体的免疫系统需要一个自我刹车机制——如果人体经常接触某种东西，这种东西又对人体无毒无害，那免疫系统就应该把它们标记为"安全"，然后忽略。但如果免疫系统失去了这种刹车机制的约束，总是过度活跃，对各种外来物质进行无差别攻击，过敏就出现了。

在大多数时候，过敏确实仅仅让人觉得不舒服，所以很容易被我们忽略，甚至无视。但实际上，过敏对人类世界的干扰程度是非常深入和广泛的。夸张一点说，我们也许很难找到对任何东西都不过敏的人。2010年的一项调查显示，超过半数的美国人曾经出现过一种或者几种过敏反应，其中最常见的是过敏性鼻炎（6000万人）、湿疹（3100万人）和哮喘（2500万人）。[1] 在中国，整体的过敏比例实际上要低一些（具体的原因后文再讨论），但是我们能看到自己身边开始出现越来越多的过敏患者，特别是过敏性鼻炎和哮喘。每到春暖花开的季节和冬季雾霾天，很多人便涕泪涟涟、度日如年。

尽管大多数时候过敏确实不会危及生命，但是在极少数情况下，过敏反应是可能致命的。数据显示，美国每年都有数百人因为各种原因导致的过敏反应丧命，其中药物过敏和蚊虫叮咬导致的过敏是主要原因。[2] 在这些严重的过敏反应案例中，患者往往会在短时间内出现严重的喉头水肿、气管痉挛、呼吸困难、心跳加速、血压降低，需要得到及时的救治才能保住性命。

而除了这种一般意义上的过敏之外，另一类超敏反应疾病——自身免疫性疾病对人类健康和生命的威胁就更加严重。简单来说，如果人体免疫系统攻击人体自身那些健康且有用的细胞，就会导致自身免疫性疾病。前文讨论过的 1 型糖尿病就是一种因为免疫系统过度活跃、攻击人体自身的胰腺细胞导致的自身免疫性疾病。

和过敏一样，几乎你能想到的所有人体细胞都可能会被免疫系统攻击，从而引发自身免疫性疾病。除了 1 型糖尿病之外，类风湿性关节炎（免疫细胞攻击关节的滑膜细胞和骨细胞）、克罗恩病（免疫细胞攻击肠道细胞）、多发性硬化症（免疫细胞攻击神经系统）、系统性红斑狼疮（免疫细胞攻击全身多个器官和组织）都是人类世界中常见的自身免疫性疾病。美国人群中有大约 2400 万人，也就是占美国总人口大约 7% 的人，患有这样或者那样的自身免疫性疾病。[3]

相比过敏，自身免疫性疾病对健康的威胁要更大。前文讲过，全世界数千万 1 型糖尿病患者需要终身定期注射胰岛素才能维持基本的血糖平衡，同时需要"极端"注意自己的饮食和生活方式，否则很容易出现危险的高血糖，以及各种致命的糖尿病并发症。全世界还有数千万类风湿性关节炎患者，要长期忍受关节肿痛和僵硬，一部分人甚至会出现肢体畸形。2000 年的一项大规模研究显示，自身免疫性疾病还是美国 65 岁以下女性死亡的主要原因之一。[4]

## "超敏反应疾病"从何而来

为什么在大多数时候能够准确区分敌我、精准攻击真正危险的敌人的人体免疫系统，会在某些时候失去自控能力，转而攻击那些原本无害甚至有用的目标，令超敏反应疾病产生呢？

具体来说，超敏反应的发生和人体免疫系统产生的抗体有关系。

所谓抗体，是人体细胞生产的一类特殊的蛋白质分子。人体一共会生产五大类不同的抗体分子，分别是 IgA、IgE、IgM、IgG 和 IgD。它们的形态和作用虽然有些区别，但是大同小异。简单来说，它们的外形有点像一把"Y"形的叉子。这把叉子的两个尖刺专门负责在人体中搜寻识别可疑的物质，然后一把叉过去将其消灭。

过敏和自身免疫性疾病分别和两类特殊的抗体分子——IgE 和 IgG 有关系。

我们先看下过敏到底是怎么发生的。在过敏发作的过程中，人体某个部位出现了外来异物，比如有害的食物、花粉颗粒等，人体免疫系统会识别出它们并释放大量的 IgE 抗体分子。这些 IgE 抗体相当于接到了外敌入侵的警报，会启动一系列抵抗行动。特别是它们会通知入侵地点附近的人体组织，释放一种叫作"组胺"的化学物质。组胺的释放当然是为了抵抗外来入侵者的：它能够帮助扩张血管，增加血管的通透性，将更多的免疫细胞运输到防卫前线来参与抵抗；还会促进黏液的分泌（比如鼻涕），帮助清除外来异物；以及引发瘙痒的感觉，让人忍不住去抓痒来驱赶飞虫或异物。

可想而知，这些反应本来都是非常重要的防卫手段。但如果这种反应发生得太频繁、太过度，那就会成为恼人甚至危险的过敏了。

自身免疫性疾病的发病有相似的逻辑。

和一般遇到外来入侵者才会被释放出来的 IgE 抗体分子不同，其他类别的抗体分子，特别是 IgG 分子，是人体防卫系统的常备军。总有大量 IgG 分子在人体循环系统中流动，随时捕捉外来的入侵者和自身的叛变者（比如癌细胞）。而人体生产抗体分子的过程本质上是随机的——免疫系统无法预测会有什么样的内外敌人出现，因此它们干脆选择通过大量的随机排列组合生产出形态五花八门的抗体"叉子"来，保证来什么敌人都能应对。

既然如此，从理论上看，这些随机生产出来的抗体分子一定有一部分会恰好能够识别和攻击人体中某个正常的目标。所以，人体在释放这类抗体分子进入血液之前，就需要特别小心地排除掉那些会以人体自身为识别和杀伤对象的抗体分子。而如果这个剔除过程中间出了一丁点儿纰漏，让一部分瞄准人体自身的抗体被释放出来，它们就会对人体自身造成严重的破坏。它们攻击哪里，哪里就会死伤枕藉，在人体组织上留下累累伤痕。

总而言之，对于超敏反应疾病来说，不管是过敏还是自身免疫性疾病，都是人体免疫系统太活跃的结果。它对于外来异物或人体自身展开了过度攻击，从而导致各种各样恼人甚至是致命的疾病。

## 卫生假说：到底是什么导致越来越多的超敏反应

我们现在知道了过敏和自身免疫性疾病都是免疫系统过度活跃的结果。但是，为什么免疫系统会过度活跃呢？这才是疾病真正的本质。

我只能遗憾地说，直到现在，人类对过敏和自身免疫性疾病的真正根源仍然知之甚少——我们只知道免疫系统确实出了错，但是真的不太知道它为什么就在一部分人体内突然出了错，也不太知道为什么出了错的免疫系统并不会无差别地展开攻击，而只会产生对某个特定物质（比如花粉、某种食物）或者人体特定组织（比如胰腺 β 细胞）发起进攻。

那我们怎么更精准、更有效地对抗这类疾病呢？

我想，既然在具体的生物学细节上遇到了障碍，我们不妨换一个角度审视一下超敏反应疾病。

### 太过"卫生"导致的"错配"疾病

和前文讨论过的所有疾病类似，超敏反应疾病也是一种"错配"疾病——疾病的出现和高发与人类现代社会的生活方式高度相关，往往越是现代化、越是社会经济高度发展的地方，"错配"疾病就越多。而超敏反应疾病也是如此。

以典型的过敏反应——哮喘为例。美国从 1980 年到 1994 年，哮喘的发病率提高了 75%。[5] 在中国，哮喘发病率虽然较低——只有 1%~5% 的水平，但发病率增长的速度要更加迅猛：从 2003 年到 2013 年，短短 10 年，哮喘发病率就增加了 1.5~2 倍。[6]

自身免疫性疾病的发病也有同样的快速增长趋势。在我们中国，1 型糖尿病患者的发病率，从 1990 年到 2010 年，仅仅 20 年就增长了 6 倍。[7]

更有说服力的是，越是社会经济发展水平高的地方，超敏反应的问题就出现得越多。比如，哮喘高发的国家有美国、加拿大、巴西、秘鲁、英国、爱尔兰、法国、德国、澳大利亚和新西兰等，这些大部分是发达国家。相反，在中国、印度、墨西哥、印度尼西亚，哮喘的发病率就要低不少。[8] 还有研究发现，在那些从欠发达国家移民到发达国家的人群中，哮喘的发病率也会大大提高。[9] 甚至在同一个国家内部，更富足的城市地区比农村地区更容易出现过敏。[10]

自身免疫性疾病的发病也有类似的规律。[11] 这就让过敏和自身免疫性疾病看起来，确实像我们反复描述过的"错配"疾病。

那这背后的原因是什么呢？

考虑到人体免疫系统的功能主要是帮助人体对抗内外敌人，或者说"脏东西"，就有科学家在 20 世纪 80 年代提出了一个看起来匪夷所思的"卫生假说"（hygiene hypothesis）：超敏反应是因为我们生活的环境太干净、太卫生，寄生虫、细菌、病毒这样的脏东西太少了；这样一来，免疫系统无所事事，就会开始攻击不该攻击的东西，引发过敏和自身免疫性疾病。[12]

这个假设当然是非常惊世骇俗的。要知道，近代以来人均寿命的大幅提高主要就是得益于我们发明了各种办法让生活环境更干净。人类发明了集中供水和排水系统、垃圾处理系统、大力消灭鼠害和灭蚊，都是为了让我们能够远离各种可能引起疾病的传染源头。人类发明各种疫苗和抗生素，则是为了确保自己在遭遇致病微生物时有抵抗的力量。现在竟然有专家说，这些操作是有问题的，反过来会导致另一类更加广泛的疾病，这太令人震惊了。

但是自那之后，越来越多的支持证据开始出现，人们不得不慢慢回头重新审视这个耸人听闻的"卫生假说"。

比如人们发现，欧美国家中过敏和自身免疫性疾病的持续增多，恰好和这些国家各种传染病得到有效控制的时间相吻合。从20世纪50年代到70年代，欧美国家的麻疹、肺结核、甲肝等传染病的发病率急剧下降，寄生虫的携带率也急剧下降。而恰巧在这段时间里，哮喘、1型糖尿病、多发性硬化症等超敏反应疾病开始显著增加，很快从罕见疾病变成了社会常见病。[13]

当然，仅是时间上的相关性并不能说明两者之间真的存在因果关系。但是人们还发现，不管是在动物模型还是在人体中，细菌感染和寄生虫的存在好像真的可以降低过敏和自身免疫性疾病的发作——它们的存在能够有效抑制人体免疫系统的活动，让它不至于过度兴奋，攻击从食物到花粉到人体组织在内的各种人畜无害的目标。[14]

近年来，卫生假说还有一个重要的补充，让它更容易为人们所接受。人们开始逐渐意识到，环境中的微生物可以大致分成能让人得病的"坏"微生物和能与人体长期共存、相安无事的"好"微生物。比如，我们的皮肤上和肠道里长期定居着上千种、上百万亿个细菌，它们大多数时候能和人体和睦相处，有些时候还能助益人体的健康。寄生虫也是如此。

人们发现，人体与这些"好"微生物和"好"寄生虫的关系，对于免疫系统的正常工作更为重要。[15] 根据这种最新理解，我们完全可以在继续对抗和消灭麻疹、乙肝这类危险敌人的同时，尽可能地保护我们身边和体内的友好微生物和寄生虫。

所以到现在，尽管卫生假说还有不少模糊和存在争议的地方，但作为一个帮助人们认识免疫系统疾病，特别是过敏和自身免疫性疾病的框架，卫生假说现在还是被人们广泛接受了。

当然，这里我必须要强调一句，根据这些最新理解，"卫生假说"这个名字其实是有点误导性的。这个假说的真正内涵并不是说我们注重个人卫生、科学洗手、换洗衣物、打扫房间有什么不对，更不是说一个放浪形骸、从不收拾自己的人就会更加健康。这里的"卫生"二字，其实指向的是训练人体免疫系统所需的环境刺激，特别是那些友好微生物和寄生虫的存在。

而根据这种卫生假说的逻辑，人类的过敏问题当然就是不折不扣的"错配"问题。

人类辛辛苦苦地为自己创造了更洁净、更安全的生活环境，能够远离各种细菌、病毒、寄生虫的困扰。但我们身体里的这套免疫系统可不是为这么干净的环境准备的，它诞生在危机四伏、肮脏混乱的进化历史中；它常见的工作场合就是人体里遍布各种各样的寄生虫，我们的祖先随随便便就有可能被不知道哪里来的细菌和病毒弄得一命呜呼；它习惯的工作方式就是在这么多干扰项之间左右逢源，抓大放小——放过大部分危害不大的，专门针对那些可能危害人体健康的病原体。在今天，人体的免疫系统面对的是它自诞生以来从未经历过的工作环境。就像是一位交警突然从车水马龙的十字路口被调到安静的办公室工作，或者一个指挥千军万马的将军退了休只能带带孙子孙女——要是能马上适应才怪呢！

## 免疫系统需要"刹车"

那卫生假说的逻辑——"脏"一点的环境能够抑制免疫系统的过度反应到底是怎么实现的呢？

对于这个问题，人们有一些看起来靠谱的猜测。

要知道，人体免疫系统要想保持正常工作，需要有踩油门和踩刹车这两套机能才行。

踩油门的过程前文其实已经描述过了，"外来入侵者"和"自身反叛者"的出现本身就是免疫系统需要开始工作的冲锋号。

而免疫系统的刹车，是一类名叫"调节性 T 细胞"（Treg）的特殊免疫细胞。这类细胞的主要功能就是喊停——让人体免疫系统别那么卖力工作，冲杀在前线的免疫士兵们可以休息了。

那这些喊停的免疫细胞又是如何知道什么时候开始工作的呢？

信号就来自人体内部的那些"好"微生物和"好"寄生虫。

虽然这个过程具体是如何发生的，科学家们还有很多的未知问题需要解答。但是简单理解的话，调节性 T 细胞就像一个环境背景检测器，可以实时监测人体当中那些长期存在、但是不构成威胁的各种物质，比如食物、花粉，以及"好"微生物和"好"寄生虫。然后，它就可以通知人体免疫细胞把那些东西的存在当成背景信息忽略掉就行了。

由此看来，人体可能需要经常和这些"好伙伴"密切接触（当然这种接触得先保证是安全可控的），才能更好地为自己的免疫系统踩刹车，避免超敏反应，防止过敏和自身免疫性疾病的发生。[16]

## 现状和未来：如何治疗过敏和自身免疫性疾病

从前文的讨论出发，我们应该可以达成这样的共识：看起来似乎人畜无害的过敏和貌似离我们很远的自身免疫性疾病，其实代表一大类威胁巨大且将长期威胁人类健康和生命的超敏反应疾病。

但是，从前文的描述中你可能感觉到，欧美各国的过敏和自身免疫性疾病问题目前来看确实要比我国更重。确实，由于欧美的食物过敏问题非常普遍，当地超市里的很多食物都不得不明确标注诸如花生、牛奶、鸡蛋、大豆、麸质等成分。治疗哮喘的喷雾剂也成为很多孩子随身必备的生存工具。在欧美各国，1 型糖尿病、类风湿性关节炎、系统性红斑狼疮等自身免疫性疾病，从罕见病到常见病的变化只花了短短二三十年。

可前文还论述了这类疾病和社会发展状况的"错配"关系。随着我们中国社会经济发展水平的提高和生活环境越来越干净，超敏反应疾病可能会成为越来越大的麻烦。

不管是现在还是未来，我们都需要严肃对待过敏，严肃对待自身免疫性疾病的问题。

## 对症治疗的解决方案

根据前面的讨论，治疗超敏反应疾病至少有两个可行的策略。

一个显而易见的思路当然是对症治疗，根据疾病发病的具体过程，设计药物直接对抗它。

比如，我们已经知道过敏反应是怎么发生的：过敏源激活免疫系统，免疫细胞释放 IgE 抗体，IgE 抗体刺激组胺释放，组胺引发一系列过敏反应。那就可以设计药物，阻断这个引发过敏的链式反应。

目前使用最广泛的抗过敏药——抗组胺药物（比如氯雷他定和西替利嗪）就是根据这个逻辑开发出来的。这类药物能够专门结合在组胺分子的受体蛋白质分子上，让组胺无法发挥作用引发免疫反应。还有糖皮质激素类的药物（比如地塞米松和糠酸莫米松）可以直接抑制免疫反应，也有很好的抗过敏效果。

此外，还有一种方法也不错，那就是脱敏。既然过敏是因为人体的免疫系统太久见不到敌人而开始胡乱攻击，那就多给它输送点儿敌人让它习惯。比如，把过敏源做成针剂，先给过敏患者注射一点点，然后缓慢增大剂量，让患者的免疫系统逐渐熟悉这些外来异物，最终习惯和适应。在过敏性鼻炎、哮喘和湿疹的治疗中，类似的方法都有不错的效果。[17]

在自身免疫性疾病的治疗中，类似的策略也能收获不错的效果。既然自身免疫性疾病的根源仍然是过于活跃的免疫机能，那么能够抑制人体免疫系统工作的药物就有可能用来治疗自身免疫性疾病。

以类风湿性关节炎为例，能够治疗过敏的糖皮质激素类药物同样能够用来缓解病情。人们还发现，在类风湿性关节炎发作的人体组织周围，一种名为肿瘤坏死因子的蛋白质分子起到了关键的作用，它的出现吸引了更多的免疫细胞前来参与攻击人体关节，引发疾病。因此，有一系列药物被开发出来专门抑制肿瘤坏死因子的工作，治疗类风湿性关节炎。其中包括在过去一二十年的全球医药市场上大红大紫、销售额位居前列的几个药物：类克（Remicade，通用名英夫利西单抗），修美乐（Humira，通用名阿达木单抗），以及恩利（Enbrel，通用名依那西普）。事实上，这几种药物也被人们用于治疗其他种类的自身免疫性疾病。还有前文提过的，针对 1 型糖尿病，人们也开发出了药物（Teplizumab）阻止人体免疫细胞错误地攻击胰腺 beta 细胞。

类比一下的话，这些针对超敏反应的对症治疗手段有点像前文讨论过的癌症靶向治疗、降糖药物治疗等方案——发现一种病，那就搞清楚它的发病机制，对症下药。

## "卫生假说"的解决思路

而根据卫生假说，我们其实还能设计出一种也许能从根源解决问题的方法。

既然超敏反应疾病的根源可能是环境太"干净"，那么在保证生活环境足够安全的同时，我们能不能引入一些方法让生活环境稍微"脏"一点，给免疫系统一个锻炼和适应的机会呢？

实际上，人们早就发现，如果一个人从小生活在成员众多的家庭环境里，或者很早就被送到托儿所和别的孩子一起玩耍，又或者家里饲养了宠物，很容易相互传播和接触微生物，这个人出现过敏问题和自身免疫性疾病的概率就会降低。这些现象正是科学家们最早提出卫生假说的理论基础。

反过来，如果一个人是通过剖宫产生育的（没有接触母亲产道里的大量微生物），或者从小就常吃抗生素对抗疾病（这会同时杀死体内的友好细菌），这个人出现免疫系统问题的概率就更高。[18]

在我看来，这些信息可能会指导人类开发出更多的方法来帮助我们对抗过敏和自身免疫性疾病。前文其实已经提到，让患者服用寄生虫也许可以治疗这类疾病。沿着这个逻辑继续推演的话，那些能够帮助免疫系统正常工作的"好"微生物，是不是可以直接变成药丸呢？甚至从一个身体健康、免疫系统功能完善的人身上提取出来的细菌，是不是能帮助其他人调节免疫机能、避免过敏和自身免疫性疾病呢？

这可不仅仅是我的幻想。2016 年的一项研究就发现，居住在芬兰和爱沙尼亚的孩子们肠道内的微生物菌群分布和居住在俄罗斯的孩子们的很不一样。前者明显缺乏一类特殊的细菌（拟杆菌属细菌），这可能是他们更容易患上自身免疫性疾病的原因。[19] 而反过来，还真有科学家尝试过给实验动物或者人类患者接种特定的细菌或者寄生虫，也确确实实看到，不管是食物过敏、哮喘，还是各种自身免疫性疾病，症状都有明显的好转。[20]

如果你觉得直接使用细菌或者寄生虫来治病难以接受，还有不少研究在试图找到到底细菌和寄生虫身上携带的什么物质能够模拟对人体免疫系统的调节效果。用这些物质来治病，当然会比直接用活的生物要更安全一些。

而在这些猜想成为现实之前，其实我们还有一个更简单，也更"天然"的办法，来利用卫生假说对抗超敏反应。

那就是在生活中创造一个更贴近自然的环境。

其中的道理也是很容易理解的。既然卫生假说告诉我们，人类过敏和自身免疫性疾病高发的原因很可能是，太"干净"的生活环境让人体失去和那些"好"微生物、"好"寄生虫直接接触，以及利用它们完善人体免疫机能的机会。那我们不妨在确保远离那些致病微生物和寄生虫的前提下，增加自己和这些伙伴接触的机会。

自然分娩、群体生活、饲养宠物、更多的自然探索活动，都属于这一定义。在确保安全的条件下，这些活动会让我们的身体从小接触并习惯一个充满友好微生物的环境，让我们的免疫系统找到它在漫长进化历史上习惯的工作节奏。

到此，我想给这本书，给我们探索疾病和健康的这次旅程，做一点小小的收尾。

读到这里，你可能已经发现了，本书讨论的所有疾病，最终都能归结到两个普适性的原理上。

第一，通过理解疾病的生物学本质，开发出对症下药的预防、治疗和管理手段。我们提到过的癌症靶向药物、降糖药物、抗抑郁症药物等都是这样的。在人类理性之光的照耀下，我有足够的理由相信，人类对这些疾病的本质将会有越来越彻底的理解，人类也会开发出越来越多的手段对抗这些疾病。

第二，则是"错配"。这些疾病最终都可以归结到生物进化和现代化的错配之上。历经亿万年进化塑造的人体机能，无法适应人类在一万年之内，甚至两三百年之内创造的现代生活方式，"错配"疾病由此越来越多地出现了。

而对抗这些"错配"，除了对疾病生物学原理有更深入的理解、发展出更先进的科技之外，我们也许还需要借助一些"传统"的力量。

这当然不是说让人类回归传统，回归古老的生活方式——这既不现实，也不道德。而是说，我们也许可以从传统中汲取到帮助我们调和进化和现代化矛盾的工具。

比如，既然癌症和阿尔茨海默病高发的根本原因之一是寿命延长，那么有没有办法帮助我们更健康地衰老？前文讨论过的节食也许就提供了一个思路。

再如，既然"三高"的助推器是吃得太多、运动太少，那管住嘴、迈开腿当然就是行之有效的方案。正念冥想之于抑郁症，群体生活和饲养宠物之于超敏反应疾病，都是如此。

现代科学和传统智慧的结合，也许就是我们战胜"错配"疾病，走向健康长寿的终极法宝。

# — 注 释 —

## 第一章 从粗糙到精准

[1] Mayo Clinic Staff, Cancer Risk: What the Numbers Mean, https://www.mayoclinic.org/diseases-conditions/cancer/in-depth/cancer/art-20044092, December 3, 2019. 本刊编辑部:《2017 年中国最新癌症数据》, 载《中国肿瘤临床与康复》2017 年第 6 期。

[2] World Health Organization, International Agency for Research on Cancer, https://www.who.int/cancer/PRGlobocanFinal.pdf, December 25, 2019.

[3] 中国疾病预防控制中心:《2018 全球癌症年报出炉!》, http://www.chinacdc.cn/gwxx/201812/t20181224_198452.html, 2019 年 12 月 3 日访问。

[4] American Cancer Society, Cancer Facts & Figures 2018, https://www.cancer.org/content/dam/cancer-org/research/cancer-facts-and-statistics/annual-cancer-facts-and-figures/2018/cancer-facts-and-figures-2018.pdf, December 25, 2019.

[5] Poulami Nag, Google's Deep Learning AI Project Diagnosis Cancer Faster than Pathologists, https://www.ibtimes.sg/googles-deep-learning-ai-project-diagnoses-cancer-faster-pathologists-8092, December 17, 2019.

[6] Quyen T. Nguyen et al., Surgery with Molecular Fluorescence Imaging Using Activatable Cell-penetrating Peptides Decreases Residual Cancer and Improves Survival, https://www.pnas.org/content/107/9/4317, December 3, 2019.

[7] Martin Stumpe, An Augmented Reality Microscope for Cancer Detection, https://ai.googleblog.com/2018/04/an-augmented-reality-microscope.html, December 3, 2019.

[8] Cancer.Net Editorial Board, Leukemia-Chronic Myeloid-CML: Statistics, https://www.cancer.net/cancer-types/leukemia-chronic-myeloid-cml/statistics, December 3, 2019.

[9] Facts and Statistics, https://zerocancer.org/learn/about-prostate-cancer/facts-statistics/, January 5, 2020.

[10] Narsireddy Amreddy et al., Recent Advances in Nanoparticle-Based Cancer Drug and Gene Delivery, https://www.ncbi.nlm.nih.gov/pmc/articles/PMC6550462/,

December 5，2019.

[11] John C. Bell，Taming Measles Virus to Create an Effective Cancer Therapeutic，https://www.mayoclinicproceedings.org/article/S0025-6196(14)00368-1/fulltext，December 5，2019.

## 第二章 从外力到内力

[1] Domenico Ribatti，Judah Folkman，a Pioneer in the Study of Angiogenesis，https://www.ncbi.nlm.nih.gov/pmc/articles/PMC2268723/，October 28，2019.

[2] Ferrara N.，From the Discovery of Vascular Endothelial Growth Factor to the Introduction of Avastin in Clinical Trials-An Interview with Napoleone Ferrara by Domenico Ribatti，https://www.ncbi.nlm.nih.gov/pubmed/21858763，December 6，2019.

[3] FDA Approves YERVOY™ (Ipilimumab) for the Treatment of Patients with Newly Diagnosed or Previously-Treated Unresectable or Metastatic Melanoma，the Deadliest Form of Skin Cancer，https://news.bms.com/press-release/rd-news/fda-approves-yervoy-ipilimumab-treatment-patients-newly-diagnosed-or-previousl，December 6，2019.

[4] Bristol-Myers Squibb Receives Accelerated Approval of Opdivo (Nivolumab) from the U.S. Food and Drug Administration，https://news.bms.com/press-release/bristol-myers-squibb-receives-accelerated-approval-opdivo-nivolumab-us-food-and-drug-a，October 28，2019.

[5] Merck Receives Accelerated Approval of KEYTRUDA® (Pembrolizumab)，the First FDA-Approved Anti-PD-1 Therapy，https://www.mrknewsroom.com/news-release/prescription-medicine-news/merck-receives-accelerated-approval-keytruda-pembrolizumab-f，December 6，2019.

[6] FDA，FDA Approval Brings First Gene Therapy to the United States，https://www.fda.gov/news-events/press-announcements/fda-approval-brings-first-gene-therapy-united-states，December 6，2019.

[7] Heidi Ledford，Personalized Cancer Vaccines Show Glimmers of Success，https://www.nature.com/news/personalized-cancer-vaccines-show-glimmers-of-success-1.22249，October 19，2019.

## 第三章 从一次治疗到终身管理

[1] Elaine Howley，What Do Breast Cancer Survival Rates Tell Us? https://health. usnews.com/conditions/breast-cancer/breast-cancer-survival-rates，December 10，2019.

[2] American Cancer Society Guidelines for the Early Detection of Cancer，https:// www.cancer.org/healthy/find-cancer-early/cancer-screening-guidelines/american-cancer-society-guidelines-for-the-early-detection-of-cancer.html，December 10，2019.

[3] Final Recommendation Statement，https://www.uspreventiveservicestaskforce. org/Page/Document/RecommendationStatementFinal/prostate-cancer-screening，December 31，2019.

[4] FDA，FDA Approves First Blood Test to Detect Gene Mutation Associated with Non-small Cell Lung Cancer，https://www.fda.gov/news-events/press-announcements/ fda-approves-first- blood-test-detect-gene-mutation-associated-non-small-cell-lung-cancer，December 31，2019.

[5] 艾德生物，《液体活检里程碑式突破！以伴随诊断试剂标准审评的 ctDNA 检测试剂盒获批》，http://www.amoydx.com/newDetail/35，2019 年 12 月 10 日访问。

[6] Tamiya M. et al.，Which Is Better EGFR-TKI Followed by Osimertinib：Afatinib or Gefitinib/Erlotinib? https://www.ncbi.nlm.nih.gov/pubmed/31262922，December 15，2019.

[7] National Center for Chronic Disease Prevention and Health Promotion (US) Office on Smoking and Health，The Health Consequences of Smoking—50 Years of Progress：A Report of the Surgeon General，https://www.ncbi.nlm.nih.gov/books/NBK294309/，December 17，2019.

[8] The International Agency for Research on Cancer，*Tobacco Smoke and Involuntary Smoking(Medicine)*，World Health Organization，2004.

[9] Diabetes Daily Staff，How Many People Have Diabetes? https://www.diabetesdaily. com/learn-about-diabetes/what-is-diabetes/how-many-people-have-diabetes/，December 10，2019.

[10] Zeevi D. et al.，Personalized Nutrition by Prediction of Glycemic Responses，https://www.ncbi.nlm.nih.gov/pubmed/26590418，December 10，2019.

[11] World Health Organization, Global Health Observatory(GHO) Data, https://www.who.int/gho/mortality_burden_disease/life_tables/situation_trends_text/en/, December 10, 2019.

[12] Marry C. White et al., Age and Cancer Risk, https://www.ncbi.nlm.nih.gov/pmc/articles/PMC4544764/, December 10, 2019.

[13] Clare Wilson, Calorie Restriction Diet Extends Life of Monkeys by Years, https://www.newscientist.com/article/2118224-calorie-restriction-diet-extends-life-of-monkeys-by-years/, December 6, 2019.

[14] Julie A. Mattison et al., Caloric Restriction Improves Health and Survival of Rhesus Monkeys, https://www.nature.com/articles/ncomms14063, December 10, 2019.

[15] Nir Barzilai et al., Metformin as a Tool to Target Aging, https://www.ncbi.nlm.nih.gov/pmc/articles/PMC5943638/, December 10, 2019.

[16] M. Teresa Villanueva, STINGing Systemically, https://www.nature.com/articles/nrd.2018.236, December 16, 2019.

[17] Hartmann N., Kronenberg M., Cancer Immunity Thwarted by the Microbiome, https://www.ncbi.nlm.nih.gov/pubmed/29798871, December 10, 2019.

## 第四章 从复杂症状到直接病因

[1] International Diabetes Federation, IDF Western Pacific Members, https://idf.org/our-network/regions-members/western-pacific/members/101-china.html, November 29, 2019.

[2] World Health Organization, Definition and Diagnosis of Diabetes Mellitus and Intermediate Hyperglycemia, https://www.who.int/diabetes/publications/Definition%20and%20diagnosis%20of%20diabetes_new.pdf, December 15, 2019.

[3] Kevan C. Herold et al., An Anti-CD3 Antibody, Teplizumab, in Relatives at Risk for Type 1 Diabetes, https://www.nejm.org/doi/full/10.1056/NEJMoa1902226, December 23, 2019.

[4] Ronald Ching Wan Ma 等:《糖尿病在中国 2: 中国 2 型糖尿病病因》, https://www.thelancet.com/pb/assets/raw/Lancet/stories/series/diabetes-in-china-series2-chinese.

pdf，2019 年 12 月 15 日访问。

[5] Whitmore C.，Type 2 Diabetes and Obesity in Adults，https://www.ncbi.nlm.nih.gov/pubmed/20647979，December 15，2019.

[6] American Samoa Government，World Health Organization Western Pacific Region，American Samoa NCD Risk Factors Steps Report，https://www.who.int/ncds/surveillance/steps/Printed_STEPS_Report_American_Samoa.pdf，December 16，2019.

[7] Sung Hoon Back，Randal J. Kaufman，Endoplasmic Reticulum Stress and Type 2 Diabetes，https://www.ncbi.nlm.nih.gov/pmc/articles/PMC3684428/，December 15，2019.

[8] Barry Joffe，Paul Zimmet，The Thrifty Genotype in Type 2 Diabetes，https://link.springer.com/article/10.1385/ENDO:9:2:139，December 23，2019.

[9] Leslie O. Schulz，High-Risk Populations:The Pimas of Arizona and Mexico，https://www.ncbi.nlm.nih.gov/pmc/articles/PMC4418458/，December 15，2019.

[10] Karter AJ. et al.，Incidence of Remission in Adults with Type 2 Diabetes:the Diabetes & Aging Study，https://www.ncbi.nlm.nih.gov/pubmed/25231895，December 15，2019.

[11]《中国糖尿病运动治疗指南》，http://www.diab.net.cn/UploadFile/Ueditor/file/20160811/6360650891598062506418654.pdf，2020 年 1 月 5 日访问。

[12] 贾伟平：《2018 年我国糖尿病防治进展》，https://www.cma.org.cn/art/2019/1/8/art_1822_25032.html，2019 年 12 月 15 日访问。

[13] International Diabetes Federation，IDF Diabetes Atlas（9th edition 2019），https://diabetesatlas.org/en/，December 15，2019.

[14] 何嘉莉、仇志坤：《糖尿病合并抑郁症的研究及治疗进展》，载《医学研究杂志》2016 年第 3 期。

## 第五章　从传奇药物到理性制药

[1] 王立铭：《吃货的生物学修养》，清华大学出版社 2016 年版，第 173—184 页。

[2] FDA，Minimed 670G System - P160017/S031，https://www.fda.gov/medical-devices/recently-approved-devices/minimed-670g-system-p160017s031，December 17，2019.

[3] Andrew R. Pepper et al., Current Status of Clinical Islet Transplantation, https://www.ncbi.nlm.nih.gov/pmc/articles/PMC3879523/, December 15, 2019.

[4] ViaCyte Has the First and Only Islet Cell Replacement Therapies Derived from Stem Cells in Clinical Trials for Diabetes, https://viacyte.com/clinical-trials/, December 15, 2019.

[5] Felicia W. Pagliuca et al., Generation of Functional Human Pancreatic β Cells in Vitro, https://www.ncbi.nlm.nih.gov/pmc/articles/PMC4617632/, December 15, 2019.

[6] Philip A. Rea, Anderson Y. Tien, Metformin: Out of Backwaters and into the Mainstream, https://www.americanscientist.org/article/metformin-out-of-backwaters-and-into-the-mainstream, December 15, 2019.

[7] Kimberly A. Coughlan et al., AMPK Activation: a Therapeutic Target for Type 2 Diabetes? https://www.ncbi.nlm.nih.gov/pmc/articles/PMC4075959/, December 23, 2019.

[8] Bannister CA. et al., Can People with Type 2 Diabetes Live Longer than Those without? A Comparison of Mortality in People Initiated with Metformin or Sulphonylurea Monotherapy and Matched, Non-diabetic Controls, https://www.ncbi.nlm.nih.gov/pubmed/25041462, December 18, 2019.

[9] Nir Barzilai et al., Metformin as a Tool to Target Aging, https://www.ncbi.nlm.nih.gov/pmc/articles/PMC5943638/, December 16, 2019.

[10] Christina Farr, Silicon Valley Techies Are Turning to a Cheap Diabetes Drug to Help Them Live Longer, https://www.cnbc.com/2019/03/23/metformin-for-cancer-prevention-longevity-popular-in-silicon-valley.html, December 16, 2019.

[11] FDA, FDA Approves First Oral GLP-1 Treatment for Type 2 Diabetes, https://www.fda.gov/news-events/press-announcements/fda-approves-first-oral-glp-1-treatment-type-2-diabetes, December 25, 2019.

[12] Elric Zweck, Michael Roden, GLP-1 Receptor Agonists and Cardiovascular Disease: Drug-specific or Class Effects? https://www.thelancet.com/journals/landia/article/PIIS2213-8587(18)30351-6/fulltext, December 17, 2019.

[13] Thomas A. Zelniker et al., SGLT2 Inhibitors for Primary and Secondary Prevention of Cardiovascular and Renal Outcomes in Type 2 Diabetes: a Systematic Review and Meta-analysis of Cardiovascular Outcome Trials, https://www.thelancet.com/journals/lancet/article/PIIS0140-6736(18)32590-X/fulltext, December 16, 2019.

## 第六章 从单一病程管理到对抗"三高"

[1] American Diabetes Association，Strategies for Effective Screening，Intervention and Follow-up，https://professional.diabetes.org/sites/professional.diabetes.org/files/media/prediabetes.pdf，December 17，2019.

[2]《空腹和餐后血糖哪个危害更大》，http://www.jksb.com.cn/html/diseases/diabetes/diet/2016/1114/105820.html，2020 年 1 月 7 日访问。

[3] Gong Q. et al.，Morbidity and Mortality after Lifestyle Intervention for People with Impaired Glucose Tolerance：30-Year Results of the Da Qing Diabetes Prevention Outcome Study，https://www.ncbi.nlm.nih.gov/pubmed/31036503，December 17，2019.

[4] Yang W. et al.，Acarbose Compared with Metformin as Initial Therapy in Patients with Newly Diagnosed Type 2 Diabetes：an Open-label，Non-inferiority Randomised Trial，https://www.ncbi.nlm.nih.gov/pubmed/24622668，December 23，2019.

[5] Chrysi Koliaki et al.，The Role of Bariatric Surgery to Treat Diabetes：Current Challenges and Perspectives，https://www.ncbi.nlm.nih.gov/pmc/articles/PMC5553790/，December 17，2019.

[6] Radical Diet Can Reverse Type 2 Diabetes，New Study Shows，https://www.theguardian.com/society/2017/dec/05/radical-diet-can-reverse-type-2-diabetes-new-study-shows，December 17，2019.

[7] David Spero，American Diabetes Association New Food Advice，https://www.diabetesselfmanagement.com/nutrition-exercise/meal-planning/american-diabetes-association-new-food-advice/，December 19，2019.

[8] Poverty a Leading Cause of Type 2 Diabetes，Studies Say，http://www.diabetesincontrol.com/poverty-a-leading-cause-of-type-2-diabetes-studies-say/，December 21，2019.

[9] After 20-Year Increase，New Diabetes Cases Decline，https://www.cdc.gov/media/releases/2019/p0529-diabetes-cases-decline.html，December 17，2019.

[10] Glooko Outcomes：Retrospective Study，https://www.glooko.com/resource/glooko-improves-glycemic-control/，October 3，2019.

[11] Zeevi D. et al., Personalized Nutrition by Prediction of Glycemic Responses, https://www.ncbi.nlm.nih.gov/pubmed/26590418，January 7，2020.

[12]《我国血脂异常人数已超4亿，科学调脂不容忽视》，http://www.xinhuanet.com/science/2019-08/16/c_138310843.htm，2019年12月17日访问。

[13]《我国居民高血压患病率持续走高》，http://www.xinhuanet.com/2017-08/12/c_1121473251.htm，2019年12月17日访问。

[14] 中华医学会内分泌学会脂代谢学组：《中国2型糖尿病合并血脂异常防治专家共识(2017年修订版)》，载《中华内分泌代谢杂志》2017年第11期。

[15] 中华医学会内分泌学分会：《中国糖尿病患者血压管理的专家共识》，载《中华内分泌代谢杂志》2012年第8期。

[16] World Health Organization, The Atlas of Heart Disease and Stroke, https://www.who.int/cardiovascular_diseases/resources/atlas/en/，January 7，2020.

## 第七章　从临床医学和心理学视角认识抑郁症

[1] 世界卫生组织：《抑郁症》，https://www.who.int/topics/depression/zh/，2020年1月5日访问。

[2] Condition, Disease, Disorder, https://amastyleinsider.com/2011/11/21/condition-disease-disorder/，January 5，2020.

[3] Paula L. Hensley, Paula J. Clayton, Bereavement-Related Depression, https://www.psychiatrictimes.com/bereavement-related-depression，January 3，2020.

[4] Sakina J. Rizvi et al., Depression and Employment Status in Primary and Tertiary Care Settings, https://www.ncbi.nlm.nih.gov/pmc/articles/PMC4314052/，January 5，2020.

[5] Arlin Cuncic, Overview of the ICD-11 for Mental Health, https://www.verywellmind.com/overview-of-the-icd-11-4589392，January 5，2020.

[6] Mitchell A J. et al., Clinical Diagnosis of Depression in Primary Care：a Meta-analysis, https://www.ncbi.nlm.nih.gov/pubmed/19640579，January 7，2020.

[7] Lian Gu et al., Epidemiology of Major Depressive Disorder in Mainland China：a Systematic Review, https://www.ncbi.nlm.nih.gov/pmc/articles/PMC3681935/，January 5，2020.

[8] Khalid Saad Al-Harbi, Treatment-resistant Depression: Therapeutic Trends, Challenges, and Future Directions, https://www.ncbi.nlm.nih.gov/pmc/articles/PMC3363299/, January 5, 2020.

[9] Martin Seligman, Steven Maier, Failure to Escape Traumatic Shock, https://psycnet.apa.org/record/1967-08624-001, February 8, 2020.

[10] Martin Seligman et al., Generality of Learned Helplessness in Man, https://psycnet.apa.org/doiLanding?doi=10.1037%2Fh0076270, January 5, 2020.

[11] Child Abuse Linked to Risk of Suicide in Later Life, https://www.sciencedaily.com/releases/2019/01/190109192533.html, January 5, 2020.

[12] Benedict Carey, Architects of C.I.A. Interrogation Drew on Psychology to Induce "Helplessness", https://www.nytimes.com/2014/12/11/health/architects-of-cia-interrogation-drew-on-psychology-to-induce-helplessness.html, January 7, 2020.

[13] The Chatbot Therapist Will See You Now, https://www.wired.com/2017/06/facebook-messenger-woebot-chatbot-therapist/, January 9, 2020.

[14] Carla K. Johnson, Heights, Flying and More: How Virtual Reality Therapy Can Help with Intense Phobias, https://www.chicagotribune.com/lifestyles/health/sc-hlth-virtual-reality-phobia-therapy-20180920-story.html, January 5, 2020.

## 第八章　从神经科学视角认识抑郁症

[1] Berman RM. et al., Antidepressant Effects of Ketamine in Depressed Patients, https://www.ncbi.nlm.nih.gov/pubmed/10686270, January 16, 2020.

[2] Cerniauskas I. et al., Chronic Stress Induces Activity, Synaptic, and Transcriptional Remodeling of the Lateral Habenula Associated with Deficits in Motivated Behaviors, https://www.ncbi.nlm.nih.gov/pubmed/31672263, January 14, 2020.

[3] Benjamin Adam Samuels et al., 5-HT1A Receptors on Mature Dentate Gyrus Granule Cells are Critical for the Antidepressant Response, https://www.ncbi.nlm.nih.gov/pmc/articles/PMC4624493/, January 16, 2020.

[4] Yang Y. et al., Ketamine Blocks Bursting in the Lateral Habenula to Rapidly Relieve Depression, https://www.ncbi.nlm.nih.gov/pubmed/29446381, January 19, 2020.

[5] Friedman AK. et al., KCNQ Channel Openers Reverse Depressive Symptoms via an Active Resilience Mechanism, https://www.ncbi.nlm.nih.gov/pubmed/27216573, January 16, 2020.

[6] Cody J. Wenthur et al., Classics in Chemical Neuroscience: Fluoxetine (Prozac), https://www.ncbi.nlm.nih.gov/pmc/articles/PMC3894728/, January 19, 2020.

[7] Chad A. Bousman et al., Antidepressant Prescribing in the Precision Medicine Era: a Prescriber's Primer on Pharmacogenetic Tools, https://bmcpsychiatry.biomedcentral.com/articles/10.1186/s12888-017-1230-5, January 23, 2020.

[8] David Brent, Antidepressants and Suicidality, https://www.sciencedirect.com/science/article/abs/pii/S0101939X16300132?via%3Dihub, January 16, 2020.

[9] Khalid Saad Al-Harbi, Treatment-resistant Depression: Therapeutic Trends, Challenges, and Future Directions, https://www.ncbi.nlm.nih.gov/pmc/articles/PMC3363299/, January 16, 2020.

[10] Berman RM. et al., Antidepressant Effects of Ketamine in Depressed Patients, https://www.ncbi.nlm.nih.gov/pubmed/10686270, January 16, 2020.

[11] Husain Mustafa M. et al., Speed of Response and Remission in Major Depressive Disorder with Acute Electroconvulsive Therapy (ECT): a Consortium for Research in ECT (CORE) Report, https://psycnet.apa.org/record/2004-14374-006, January 16, 2020.

## 第九章　从进化视角认识抑郁症

[1] Brandon H. Hidaka et al., Depression as a Disease of Modernity: Explanations for Increasing Prevalence, https://www.ncbi.nlm.nih.gov/pmc/articles/PMC3330161/, February 8, 2020.

[2] Anne Farmer, Review: Twin Studies Show That Genes and Individual Environmental Influences Contribute to the Aetiology of Major Depression, https://ebmh.bmj.com/content/4/2/62, February 11, 2020.

[3] CONVERGE Consortium, Sparse Whole Genome Sequencing Identifies Two Loci for Major Depressive Disorder, https://www.ncbi.nlm.nih.gov/pmc/articles/PMC4522619/, February 8, 2020.

[4] Richard J. Davidson et al., Buddha's Brain：Neuroplasticity and Meditation, https://www.ncbi.nlm.nih.gov/pmc/articles/PMC2944261/, February 6, 2020.

[5] Debra A. Gusnard et al., Medial Prefrontal Cortex and Self-referential Mental Activity：Relation to a Default Mode of Brain Function, https://www.ncbi.nlm.nih.gov/pmc/articles/PMC31213/, February 10, 2020.

## 第十章　阿尔茨海默病：衰老的大脑

[1] 2019 Alzheimer's Statistics, https://www.alzheimers.net/resources/alzheimers-statistics/, March 14, 2020.

[2]《2019 国际阿尔茨海默病协会全球失智症态度调查报告正式发布》, https://www.adc.org.cn/index.php/article/384.mhtml, 2020 年 3 月 23 日访问。

[3] Being Patient, Alzheimer's：The Most Expensive Disease in America, https://www.beingpatient.com/alzheimers-cost/, March 15, 2020.

[4] Biogen Plans Regulatory Filing for Aducanumab in Alzheimeer's Disease Based on New Analysis of Larger Dataset from Phase 3 Studies, https://investors.biogen.com/news-releases/news-release-details/biogen-plans-regulatory-filing-aducanumab-alzheimers-disease, March 23, 2020.

[5] Alford S. et al., Obesity as a Risk Factor for Alzheimer's Disease：Weighing the Evidence, https://www.ncbi.nlm.nih.gov/pubmed/29024348, March 23, 2020.

[6] Jonathan Graff-Radford, Alzheimer's Prevention：Does It Exist? https://www.mayoclinic.org/diseases-conditions/alzheimers-disease/expert-answers/alzheimers-prevention/faq-20058140, March 23, 2020.

[7] Qiu C et al., Epidemiology of Alzheimer's Disease：Occurrence, Determinants, and Strategies toward Intervention, https://www.ncbi.nlm.nih.gov/pubmed/19585947, March 17, 2020.

[8] Younger/Early-Onset Alzheimer's, https://www.alz.org/alzheimers-dementia/what-is-alzheimers/younger-early-onset, March 20, 2020.

[9] Daniel J. Glass, Steven E. Arnold, Some Evolutionary Perspectives on Alzheimer's Disease Pathogenesis and Pathology, https://www.ncbi.nlm.nih.gov/pmc/

articles/PMC3646265/，March 23，2020.

[10] Renaud Joie et al.，Prospective Longitudinal Atrophy in Alzheimer's Disease Correlates with the Intensity and Topography of Baseline Tau-PET，https://stm.sciencemag. org/content/12/524/eaau5732，March 21，2020.

[11] Iaccarino HF. et al.，Gamma Frequency Entrainment Attenuates Amyloid Load and Modifies Microglia，https://www.ncbi.nlm.nih.gov/pubmed/27929004，March 23，2020.

[12] Adaikkan C. et al.，Gamma Entrainment Binds Higher-Order Brain Regions and Offers Neuroprotection，https://www.ncbi.nlm.nih.gov/pubmed/31076275，March 23，2020.

[13] Jucker M.，Walker LC.，Self-propagation of Pathogenic Protein Aggregates in Neurodegenerative Diseases，https://www.ncbi.nlm.nih.gov/pubmed/24005412，March 23，2020.

[14] Dominy SS. et al.，Porphyromonas Gingivalis in Alzheimer's Disease Brains：Evidence for Disease Causation and Treatment with Small-molecule Inhibitors，https:// www.ncbi.nlm.nih.gov/pubmed/30746447，March 19，2020.

[15] Xinyi Wang et al.，Sodium Oligomannate Therapeutically Remodels Gut Microbiota and Suppresses Gut Bacterial Amino Acids-shaped Neuroinflammation to Inhibit Alzheimer's Disease Progression，https://www.nature.com/articles/s41422-019-0216-x，March 20，2020.

## 第十一章　超敏反应：太爱干净也是罪吗

[1] Allergies Statistics and Facts，https://www.healthline.com/health/allergies/statistics#1，April 1，2020.

[2] Elina Jerschow et al.，Fatal Anaphylaxis in the United States，1999-2010：Temporal Patterns and Demographic Associations，https://www.jacionline.org/article/S0091-6749(14)01190-7/abstract，April 3，2020.

[3] Autoimmune Diseases，https://www.womenshealth.gov/a-z-topics/autoimmune-diseases，April 2，2020.

[4] SJ. Walsh，LM. Rau，Autoimmune Diseases：a Leading Cause of Death Among Young and Middle-aged Women in the United States，https://www.ncbi.nlm.nih.gov/pmc/articles/PMC1447637/，April 2，2020.

[5] Institute of Medicine (US) Committee on the Assessment of Asthma and Indoor Air，Clearing the Air：Asthma and Indoor Air Exposures，https://www.ncbi.nlm.nih.gov/books/NBK224475/，April 2，2020.

[6] 中国哮喘联盟：《中国哮喘联盟 2014 年世界哮喘日媒体见面会在京举行》，http://www.chinaasthma.net/channel/articinfo?aid=9537，2020 年 4 月 2 日访问。

[7] Elizabeth B. Snouffer，An Inexplicable Upsurge：the Rise in Type 1 Diabetes，https://www.idf.org/component/attachments/attachments.html?id=1467&task=download，April 5，2020.

[8] Duncan Graham-Rowe，Lifestyle：When Allergies Go West，https://www.nature.com/articles/479S2a，April 2，2020.

[9] Báltica Cabieses et al.，A Systematic Review on the Development of Asthma and Allergic Diseases in Relation to International Immigration：the Leading Role of the Environment，https://www.ncbi.nlm.nih.gov/pubmed/25141011，April 2，2020.

[10] Schröder PC. et al.，The Rural-urban Enigma of Allergy：What Can We Learn from Studies around the World? https://www.ncbi.nlm.nih.gov/pubmed/25620193，April 13，2020.

[11] H. Okada et al.，The "Hygiene Hypothesis" for Autoimmune and Allergic Diseases：an Update，https://www.ncbi.nlm.nih.gov/pmc/articles/PMC2841828/，April 2，2020.

[12] David Strachan，Hay Fever，Hygiene，and Household Size，https://www.bmj.com/content/299/6710/1259，April 2，2020.

[13] Jean-François Bach，The Effect of Infections on Susceptibility to Autoimmune and Allergic Diseases，https://www.nejm.org/doi/full/10.1056/NEJMra020100，April 2，2020.

[14] H. Okada et al.，The "Hygiene Hypothesis" for Autoimmune and Allergic Diseases：an Update，https://www.ncbi.nlm.nih.gov/pmc/articles/PMC2841828/，April 2，2020.

[15] Megan Scudellari，News Feature：Cleaning Up the Hygiene Hypothesis，

https://www.ncbi.nlm.nih.gov/pmc/articles/PMC5320962/, April 12, 2020.

[16] Jolien Sweere, Hello Microbe My Old Friend: How a Diverse Microbiome Trains the Immune System Against Allergies, https://thedishonscience.stanford.edu/posts/microbe-old-friends-allergies/, April 2, 2020.

[17] Matthew Rank et al., Allergen Immunotherapy, https://linkinghub.elsevier.com/retrieve/pii/S0025619611613748, February 2, 2020.

[18] Rook, Brunet, Microbes, Immunoregulation, and the Gut, https://www.ncbi.nlm.nih.gov/pmc/articles/PMC1774411/, April 5, 2020.

[19] Vatanen T. et al., Variation in Microbiome LPS Immunogenicity Contributes to Autoimmunity in Humans, https://www.ncbi.nlm.nih.gov/pubmed/ 27133167, April 3, 2020.

[20] H. Okada et al., The "Hygiene Hypothesis" for Autoimmune and Allergic Diseases: an Update, https://www.ncbi.nlm.nih.gov/pmc/articles/PMC2841828/, April 2, 2020.

# 一 致　谢 一

　　这本《笑到最后：科学防治五大现代疾病》是我迄今为止写作时间最长、话题跨度最大、花费心思最多的一本书。整个写作过程，可以说充满了人类本能的想偷懒、想放弃、想着"要么就这样算了"的心理，不断和"我要完成一本能够从底层讲明白疾病和健康的书"的使命感作对、纠缠。幸运的是，在很多人的帮助下，我还是做到了。

　　在这里，我要感谢得到 App 的罗振宇、脱不花、宣明栋三位老师，感谢你们支持我在得到 App 的平台上持续系统地给用户输出生命科学的知识与前沿进展。感谢得到 App 的两位有才又有爱的课程主编，Emma（张宫砥擎）和老耿（耿利杰），你们不断帮我完善、优化课程内容，为这本书打好了开初的框架。感谢本书两位超级可爱的编辑，白丽丽和小车（战轶），从构思这本书开始，到设计框架、优化叙事逻辑，再到逐字逐句地修订内容、完善参考文献，你们的陪伴是这本书能够降生的大前提。还要感谢上海交通大学出版社的大力支持。

　　我还要感谢为这本书的专业内容把关的几位专家朋友：郭行教

授（浙江大学生命科学研究院），牟平教授（美国得克萨斯大学西南医学中心），陈晓伟教授（北京大学分子医学研究所），赵晓龙主任（复旦大学附属华山医院），董一言博士（浙江大学医学院），王化宁主任（空军军医大学西京医院），陈椰林研究员（中科院生物与化学交叉研究中心），心理咨询师陈海贤博士。你们的审读和建议为本书增色良多。

我还要特别感谢在出版前就审读了本书并提出宝贵建议的众多专业审读人、大众审读人，你们的反馈让我进一步完善了书的内容，让我更有信心把这本书推向更多的读者。

我更要感谢我亲爱的家人：我的妻子沈玥，两个女儿洛薇和洛菲，还有我的爸爸妈妈。你们的陪伴、支持和理解，是我得以在繁忙的工作之余坚持写作与阅读的前提，希望我们一家人能一直健康快乐地在一起。

最后，要感谢在得到 App 订阅课程的 20 多万用户，感谢正在阅读本书的你。你们的支持和反馈，你们对生活和健康的追求，最终催生了这本书。祝福你们，能够把自己的生命和健康，牢牢地掌握在自己手中。

图书在版编目（CIP）数据

笑到最后：科学防治五大现代疾病 / 王立铭著 . -- 上海：
上海交通大学出版社，2020（2022 重印）
ISBN 978-7-313-23237-3

Ⅰ . ①笑⋯ Ⅱ . ①王⋯ Ⅲ . ①保健法律 - 基本知识 Ⅳ . ① R161

中国版本图书馆 CIP 数据核字 (2020) 第 078093 号

**笑到最后：科学防治五大现代疾病**

XIAO DAO ZUIHOU：KEXUE FANGZHI WU DA XIANDAI JIBING

著　　者：王立铭
出版发行：上海交通大学出版社　　　　　　　地　　址：上海市番禺路 951 号
邮政编码：200030　　　　　　　　　　　　电　　话：021-64071208
印　　制：上海盛通时代印刷有限公司　　　　经　　销：全国新华书店
开　　本：880mm×1230mm　1/32　　　　　印　　张：11
字　　数：191 千字
版　　次：2020 年 6 月第 1 版　　　　　　　印　　次：2022 年 11 月第 5 次印刷
书　　号：ISBN 978-7-313-23237-3
定　　价：69.00 元